内容简介：

　　本书述及"吃、喝、拉、撒、睡，穿、住、行、玩、乐，以及生老病死、洗漱起居、运动爱好、小病自治、五行学说、子午流注、《易经》、催眠、暗示、气功"等十章共计二十九个方面一百余条"立体"的养生知识。书中内容来自作者三十余年的知识积累，且多为作者亲笔写就，首次发表。全书写作历时一年，修改三十稿。在付印出版之前，还专门约请了三十位不同层次和行业的读者以及五位医学专家提出意见。所有引证资料均有案可稽，可供广大爱好食品安全和养生的朋友参考借鉴。

健康生活百科谈

钟为新　编著

广陵书社

图书在版编目（CIP）数据

健康生活百科谈 / 钟为新编著. -- 扬州 ：广陵书社，2013.9（2015.2重印）
ISBN 978-7-80694-996-2

Ⅰ．①健… Ⅱ．①钟… Ⅲ．①保健－基本知识 Ⅳ.①R161

中国版本图书馆CIP数据核字(2013)第225957号

书　　名	健康生活百科谈	
编　　著	钟为新	
责任编辑	胡　珍	
出版发行	广陵书社	
	江苏省扬州市维扬路 349 号　　　邮编　225009	
	http://www.yzglpub.com　E-mail:yzglss@163.com	
	电话 （0514）85228088　85228089	
印　　刷	扬州江扬印务有限公司	
经　　销	全国新华书店	
开　　本	889 毫米 × 1194 毫米　1/32	
字　　数	100 千字	
印　　张	5.75	
印　　数	4001-10000	
版　　次	2013 年 9 月第 1 版	
印　　次	2015 年 2 月第 2 次印刷	
标准书号	ISBN 978-7-80694-996-2	
定　　价	25.00 元	

目　录

前　言

生命的意义不在于无谓地延续其长度,而在于提升其存在的质量,在于感知其来之不易与存续的意义。惟有参透了"养生,不贪生;惜命,不怕死"的辩证内涵,方才能够活得空灵,活得精彩。

我是一名专业技术人员,由于经年累月地接触养生保健、体育锻炼与食品安全等内容,积累了一定数量的资料和思考,倘若文中能有一星半点的东西对你有用,或值得借鉴,那将是我之所愿。

大约在三年前,我在与一位省直机关的老领导闲谈养生话题的时候,他就曾问我:"如此通俗实用的内容,为什么不将它写出来?"当时,我并未在意此事,因为一是觉得,那不是我所能够胜任的;二是笔头不勤和心中缺乏大爱的观念:总觉得这养生活动仅仅是自己的私人活动,无关乎他人。而真正触动了我的是 2012 年 10 月与一些老专家们外出踏青的经历。

在那次踏青间歇的闲聊中,我发觉他们虽然有着丰富的专业知识和生活经验,但是,由于其平时工作性质的缘故,对于纷繁的养生保健、运动锻炼与食品安全等内容,尚有一些空白地带甚至误区。

然而,老专家们闲聊中的求真钻研精神与兴趣,又着实令人感动。虽然,在互动中我常感到喉咙发干,很是疲乏,但却仍然感到愉悦。我想,这大概就是所谓的"赠人玫瑰,手留余香"的真实体验吧! 于是,踏青一回来,我就开工了。

写作的依据和基础是什么呢? 这里先要交代一下。交代这点的目的,主要是想让你看得放心,知道其出处。

多年以来,我一直喜好杂学,这正好丰富了文中资料的一个来源——三十余年健康与养生的研究经历,还钻研过相关医学课程以及武术、气功、太极拳、按摩与《易经》等。

书中资料的另一个来源,是与我接触的单位、专家较多有关,与我好学的习性及好奇心较强有关。

首先,是与我的职业经历有关。我曾在一个检测部门工作过多年,每年都要接触两三百个单位,这其中包括医院、学校、机关、厂矿企业等各行各业。这一工作之便,使我有机会了解到百科,"偷"学无数。恰好,我又有个喜欢"勤学好问"的习惯,每遇新鲜玩艺,总爱向内行问问门道。

其次，我个人的庞杂经历，也给书稿带来了一些"佐料"：我曾在食品厂、化肥厂、自来水厂、疾病控制中心、药库、饭店等单位工作过，在学校讲过保健课，在媒体的休闲生活栏目做过采编，在化验室做过化验员、检测工程师。还曾分别在物流中心、健身会所、机电安装公司、"科技术"公司、电梯公司、体育公司等做过中高层的管理，有五个专利发明，两次赴美国参加国际学术交流，还曾游历了日本、越南、尼泊尔及国内各省……

所有这些经历以及一路时常遇着的意外收获，一方面满足了我的好奇心，另一方面又正好充实了我的资料"口袋"，于是就有了此次下笔的便利。

写作本书时，笔者遵循着三条原则：一是不懂的坚决不写；二是别人写过的尽量不写，或少写，或换角度写；三是可能会引起恐慌或增加太多篇幅的也不写。

建议你在开读本书时，请一定不要像读小说一样，一口气读完它。最好是每天只读一两页，然后映入脑海，记于心中，再付诸实践。

因本书系普及读物，书中部分内容，未曾展开叙述，容予日后再寻机会详述。至于书中提出的"立体养生"概念，只是想要传达笔者对养生概念的认识：养生内容应该是涵盖"海、陆、空"全方位的，而不仅仅是单一地说说"吃喝"，或谈谈"运动"而已，是否恰当，再议吧。

但是，我不希望读者总以本书所述为模板，刻意追求，对照着生活和起居。因为，那样会活得很累的。不过，倘若你能经常关注一些不费心思的养生与食品安全的细节，减少一些疾病或延年益寿还是大有可能的。当然，欲达到目的，实实在在地践行它，还得靠你自己。

衷心希望你能不断充实和丰富本书，期望它能在未来更接地气，能更加完善地呈现给大家，造福于大众。

本书在写作过程中，苏北人民医院营养保健专家蒋放主任，扬州市第一人民医院临床营养及消化内科专家包云主任、中医科针灸专家董丽，扬州市知名老中医孔宪辉，以及李刚、褚惠君、刘远先生等曾提出了许多宝贵意见；本书修订重印时，文史专家薛有宏先生又给予了热情的指导，使其瑕疵渐少，在此一并感谢。由于笔者水平所限，文中如仍有讹误、不当之处，敬请读者批评指正。

钟为新

第一章 现 状

当今,随着人们生活水平的提高,已不再为"吃"字发愁,不再害怕吃不饱或者吃不好,而真正害怕的倒是吃得太好与太饱。因为,现在许多人实在是吃得太肆无忌惮了,似有报复性反弹之势。

当前,许多肥胖诊室门庭若市,减肥药也是花样繁多,层出不穷。但是,肥硕的儿童依然随处可见。人们的物质生活是大大提高了,但是精神层面的相关认识尚未完全配套。故而,儿童患上了成人病,青年患上了老年病,老人患上了常见的"三高"病。这些,都是过去年代所难以想像的,或许这就是大自然对人们不加节制行为的警告吧。

一说到养生,人们随即能想到的大多是:怎样去吃,怎样去进补,或者是怎样活动与锻炼。却不甚清楚养生实际上是一个全息的立体动作。

全息,即反映物体空间存在时的全部信息。据此,笔者便将全息养生的概念生造,并又俗称之为"立体养生"或"全方位的养生",旨在区别那仅仅只谈"吃喝"与"运动”两个维度的传统养生概念。现实生活中,许多长寿老人平时也并未刻意追求过“吃喝”和“运动”,但却仍然长寿。其原因就在于他们在其他“维度”中的正确做法。所以说,养生应该是涵盖人们日常生活中的方方面面。几乎是处处有保健,事事含养生,与百科相关联。其方法极其简单且又常常近在身边。只是人们经常视而不见,惟有在患病之后方才发现,它原来就近在咫尺,并且是如此简单,却又是那般重要。

当前,养生话题异常火热,各种书籍琳琅满目,但也时常泥沙俱下,甚至胡编乱造亦时有发生。所以,走出误区才是当务之急。

本书就是希望通过多视角的介绍,使人们逐渐了解全方位“立体”养生的真切含义,抛砖引玉,希冀大家都能行动起来,一起走向健康的生活。

第二章 吃、喝、拉、撒、睡
与健康生活

第一节 "吃"得放心

一、用具

（一）锅、铲的选用

1.炒锅与汤锅的选择

炒锅,首选铁锅,次选不锈钢锅,不选铝质的锅。因为不锈钢锅和铝锅含有锰、铬、铝等无益甚至有害的成分。

当不锈钢炒锅加热干烧或烧煮酸性食物时,会有金属烟雾的挥发或析出,渗进食物入胃,或直接进入人体肺脏,融入血液;铝质的炒锅,则最不宜用,这是由于铝材质地较软,当锅与铲在炒菜接触时,每次均会有肉眼看不见的细小微粒,被摩擦下来并混进食物之中。锅与铲愈用愈亮,就是这个原因。

汤锅,则宜首选砂锅、铁锅,次选不锈钢锅等。

2. 电饭锅、煎锅的选择

要恰当选用特富龙涂层的锅具。因为这种涂层主要是由含氟树脂与助剂全氟辛酸铵等材料构成,其在高温干烧、油煎或烧煮酸性食物时,不当使用则有健康风险。

3. 铲子的选择

应选择铁质或竹、木材质的,道理与锅相同。

4. 锅与铲的洗涤

除了砂锅和铁质的锅、铲之外,不锈钢材质的锅、铲,均不宜使用"钢丝球"来洗刷,而应选用丝瓜瓤或软质的竹纤维洗碗布来洗刷。

洗涤剂,最好使用食碱(水),慎用一些洗洁精或其他化学洗涤剂。

由于人们在洗涤餐具时,绝不可能保证每一次洗涤之后,餐具上没有一点洗涤剂的微量残留。故而,若长期吃进其残留的洗涤剂自然不好。而食碱则不同,其基本无害,且对胃酸过多的人群还有些好处,同时它还是面条、烧饼、饼干等诸多副食品必不可少的添加剂。

(二)碗、碟、盘、勺、匙等餐具的选用

这类餐具,应首选陶瓷或玻璃材质的,次选不锈钢及竹木材质的,不选塑料材质的。

1. 玻璃、陶瓷的

玻璃餐具,有着耐受酸碱和高温的特点,其成分稳定且不易逸出。

陶瓷餐具,其特点与玻璃类似。但选购时,应注意选择表面无彩无花的,因为其彩花图案中含有铅的成分。当人们用其盛装食物或加热时,彩花图案中的铅容易逸出而污染食物。

倘若,你实在对其彩花的情怀难以割舍,则应注意:首选"釉下彩"的,次选"釉中彩"的,不选"釉上彩"的。因为彩花图案在釉层之下越深,则其铅的逸出机会就越小。而其釉上彩与釉下彩的简单区别则是,前者图案的手感是糙而滞手,后者则基本一溜地光滑。

2. 竹、木材质的

这种材质的餐具,只能作为次项选择。这是由于此类材料的纤维结构,质地疏松,孔隙较大,极易嵌入食物和躲藏细菌,且又不易洗涤干净。

3. 塑料材质的

这类材质的餐具,应尽量不选。即使其上面标有"微波炉适用"字样的,也要恰当使用。原因之一:是由于这类餐具在其制造过程中,被加入塑化剂、着色剂等多种化工制剂。而这些被加进的化学物质,经过一段时间使用之后,便会慢慢地从餐具中逃逸出来,或进入食物,或直接进入人体而危害健康。

原因之二：谁也不能保证，用微波炉加热食物时，温度恰巧就在餐具容许的范围之内，也不可能每次加热食物时都能够用温度计去测量它。再则，即便每次加热食物的温度都在其容许的范围之内，其也未必就不会有一些未明成分泄漏出来。——尤其是在器皿装入油、盐、酱、醋、酒等成分的食物时，则更是难以保证……如果对其总是爱好有加，则体内自会积累有害物质。

2013年3月，香港消费者委员会发布调查报告，近三成可在微波炉内加热的塑料饭盒会释放塑化剂。国际食品包装协会秘书长董金狮表示，塑料也有保质期，过期后就会老化，就会释放有害物质。

另据杭州爱贝亚检测中心，对1114人体内塑化剂的检测发现，1114人中竟然有958人的体内含有塑化剂蓄积。

另外，一些常用于制作奶瓶、太空杯和纯净水桶的聚碳酸酯类塑料制品，则含有毒的双酚A成分（光盘、热敏纸的收银条、自动取款机的回条等都含有这一物质）。双酚A这种物质进入人体之后，会粘附在人们的血管壁上，进而破坏人们的内分泌系统，引起不育、癌症、心脏病和糖尿病等。

据上海交大附院瑞金医院对3423人的系统研究后发现，当人们体内的双酚A含量超过一定数值时，则与糖尿病有着显著的相关性；英国著名的埃克塞特大学及半岛医学院的研究也发现，双酚 A 与致命的血管狭窄相关联。

此外，据美国耶鲁大学医学院泰勒教授的临床病例及其实验鼠的研究发现，长期接触释放双酚 A 的塑料器具的怀孕妇女，会使后代的 DNA 有所改变。

介绍几种塑料代号的含义和特点：

"1"或"PET"，学名为聚对苯二甲酸乙二醇酯。常用于制作饮料瓶、矿泉水瓶等，但其温度达到 70 摄氏度时易变形，不宜长期循环使用。

"2"或 HDPE"，学名为高密度聚乙烯。常用于制作清洁用品的容器等，较耐高温但不易清洗且易生细菌，不宜循环使用。

"3"或"PVC"，学名为聚氯乙烯。遇高温时会释放致癌物，不宜用作食品包装。

"4"或"LDPE"，学名为低密度聚乙烯。常用于制作塑料薄膜、保鲜膜等，耐热性不强，不能进微波炉加热。

"5"或"PP"，学名为聚丙烯。常用于制作餐盒，可耐130 摄氏度高温，可进微波炉加热和重复使用。

"6"或"PS"，学名为聚苯乙烯。常用于制作泡面碗及发泡快餐盒，不耐高温，不能进微波炉加热和盛装酸碱类食物。

"7"，用以代表其他类型的塑料。常用于制作奶瓶、太空杯等,含有双酚 A,不宜盛装开水。

(三)筷子、刀、叉的选用

筷子应首选竹、木类且没有油漆涂层的,并需注意定期煮沸消毒与更换。刀、叉等仍以铁质为上。若选用不锈钢材质的,则在使用时不要将其长时间浸泡在食物内。

二、食物
(一)米
1. 不吃霉变之米

变质或发霉的米,千万不要吃,因为常有黄曲霉素纠结其中。而黄曲霉素是自然界中毒性最强的天然致癌物质之一。

2. 米要慎重地洗

有关米的洗淘,常常令人纠结:长时间搓洗,容易丢失较多的营养,若只是简单地洗洗,又担心难以去除农药残留。

当今,因地球环境的变暖与虫害抗药能力的增强,稻米的生长已经离不开诸多农药的陪伴了。这真是一个令人头痛的问题。

较为稳妥的做法:先认真地搓洗一下,再用开水稍稍浸泡,最后再用水洗净——只有放弃一些营养,才能少吃一些农药。因为残留的农药,是导致白血病的主要因子之一。为了少生那病,还是大方一点吧。

3. 粥饭当天吃完

做成的米饭和粥,应尽量当天吃完,避免因放置时间太长,滋生细菌而染病。

通常,当食物部分变质时,人们的口舌常常是不能察觉的。食物在口鼻感觉它变质之前,是有一个细菌的增长量变过程的。而人的口鼻只能当细菌增长到一定数量的时候,才能感觉出来。而实际上,在此之前,食物早就已经部分地变质了。

4. 少吃浓稠的粥

尤其是血糖偏高的人,更不适宜吃糊状的粥。因为,浓稠的粥中含有大量可致血糖迅速升高的糊精。若一定要过粥瘾,则可将锅巴饭放入锅内,水稍沸腾,即去火装碗。

5. 介绍几种营养早餐与小吃

(1)小米(谷子)稀饭:将小米洗净后用水煮稠即可。选购时,要选择颗粒较小的品种。虽然其黏性比大粒品种稍差,但其香而营养稍好。

(2)紫薯(紫山芋)炖稀饭:将紫薯去皮洗净后切成小丁,放入锅内煮至半熟,然后放入干饭适量,再煮片刻即可。紫薯中富含花青素,有着防癌与抗老化的作用。

（3）南瓜炖稀饭：做法同上。南瓜中富含胡萝卜素、氨基酸、南瓜子碱、葫芦巴碱、果胶、维生素 C\B\E 以及铁、磷、锌、硒等矿物质，其有着分解致癌物质，促进结石溶解，以及降脂、明目、止喘的功效。

（4）芋头炖稀饭：做法同上。口感香糯。

（5）山药红枣炖稀饭：将山药、红枣及适量的大米和小米混合熬煮成粥，其有着防治流感与胃病复发的作用。

（6）多味营养羹：选择黑米、红米、糙米、小米、荞麦、燕麦、黑芝麻、花生、葵花籽仁、莲子、芡实、薏米、核桃仁、去核红枣、枸杞等各适量，洗净后用清水浸泡几个小时。然后，取适量放入家用的豆浆机内，加水后打碎成糊状。再上火煮熟即可制成一份营养十分丰富的多味羹了。若在食用时，再放入少许蜂蜜，则口感更佳。也可只选取上述食材中的几样，做成一种口味。过几天再选取另外几样，做成另一种口味，使口味百变，又营养均衡。

（7）酒酿的制作：取糯米 500 克淘洗干净，控去水分后再放置半天，让米粒表面的少量水分慢慢渗入米粒内部，使米粒变得疏松。然后，将米放入蒸笼蒸熟，也可于锅内加少量水煮熟。

再将做熟的米饭，用铲子划开，使其松散。待其冷却到与体温接近时，再取酒曲 2 克，用类似温度的温水化开并倒入米饭内拌匀。

然后,将拌匀的米饭放入砂锅等容器之中,稍稍压平米饭,并于中心位置留一凹塘,以便渗出米酒。最后,再将装有米饭的容器放入泡沫箱内,保温 30 小时左右即可。

（二）玉米

玉米,常为北方人的主食,南方人的零食。食用玉米时,一是要注意去除其残留农药,二是要注意剔除其霉变的。

介绍两种食用方法:

1. 椒盐玉米

先用 1∶100 或 2∶100 的淡盐水或者碱水,漫过玉米棒,浸泡约 15 分钟,再用开水浸泡 1 分钟左右,去除部分农药残留。再将玉米粒用刀从玉米棒上削下。

然后,锅内倒油并放入玉米翻炒。等到快熟之时,放入盐、味精及适量花椒或胡椒粉,起锅装盘即可。

2. 自制爆米花

去粮食批发市场购买专门制作爆米花的小粒的干玉米。取干玉米 50 克左右,洗净后滤去水分备用。再取食油、白糖各 30 克备用。

选一圆柱形汤锅,卸去锅盖中心的把手,使其露出锅盖上原有的小孔。再用铜质电线去皮后折成"丁"字形状。然后将"丁"字勾倒过头来,由锅盖孔内穿出。将穿出锅盖外露的部分,再稍作加工,使其操纵时,"丁"字勾的"一"

横结构,在锅底的平面上能够旋转扫动。

以上工作准备停当后,即可在锅内倒入食油,开中火,同时倒入玉米和白糖。再将穿好"丁"字形铜丝勾的锅盖盖上,然后抓住丁字勾在锅内不停地旋转扫动,中途不要掀开锅盖。直到锅内有稀疏的噼噼啪啪爆炸声时,改用小火,并稍稍加快扫动,直到不再听到爆炸声为止。然后,迅速撤锅关火,掀开锅盖透气,冷却即成。

(三)面

1.面的选择

面粉,应首选不含增白剂、增筋剂等添加剂的本色粗面粉。若以面制成品作为主食,则应选择不经高温油炸的品种,如面条、馒头等。但购买面条时,需小心那些为了延长保存期而加入甲醛的面条。

而有关面包的选择,则除了要留意其中含有的反式脂肪酸之外,还要格外小心其中可能存在的一种名字好听的物质——"面包改良剂(溴酸钾)"。

加入这种物质制作面包时,可以极大地提升面包的"品质",做出的面包会更加蓬松,口感更加细腻,颗粒更加均匀,更有筋道。

但是,溴酸钾这一"改良剂",却是国际公认的致癌物,并还可致人腹泻与呕吐。我国早在 2005 年就已禁止使用其作为面包的改良剂。但是,据广州质监局检查发现,因为其"物美价廉又效果显著"的利益驱使,至今仍有许多商家在"大胆"使用。

2. 面点馅心制作的要点

面点馅心的制作,千万不要学习专业的商家,为图制作方便,而将菜馅去汁后再来制作馅心。因为,那样会使营养极大地损失。而馅心多汁问题的解决方法:一是可将蔬菜晾干后再使用;二是可将蔬菜与荤菜等馅料,炒至半熟后再用,并可在炒制时适量加一点淀粉收汁;三是若汤汁实在过多,也可将其倒出留作做菜之用。

3. 少吃含矾面制品

油条宜少吃。通常,其制作时多需添加明矾(即硫酸铝和硫酸钾的含水复盐,凉粉、粉条也含明矾),常吃易致老年痴呆。另外,食品经过高温油炸之后,还会产生有害的丙烯酰胺等致癌物质。同时,油的质量也实难保证——它是不是一种装在正牌桶里的地沟油呢?

4. 介绍三种面制品的制作

(1)桃酥的做法:按照面粉2份、油2份、糖1份、奶粉0.2份、鸡蛋0.2份、小苏打0.02份的比例,揉合拌匀。

再将其做成小圆子形状,压扁使其成为约0.6厘米厚的圆饼形状。将其放入烤盘内,并可在上面洒一些芝麻稍微压一压,然后放进烤箱高火烤至金黄色即可。

其制成品香味天然,食后口中没有异味与不适。并且,随着时间的推移,你会渐渐不再习惯食用市售的副食品,因为你总能品出其中的药水味——你的正常的原始味觉又恢复了。但需注意:因其中油、糖含量较高,应控制食量。

(2)脆饼的做法:按照面粉 2 份、鸡蛋 2 份、糖 1 份的比例,先将鸡蛋去壳打散,然后再拌入糖和面粉,揉合拌匀。

再将其做成小圆子或其他形状,压扁约 0.4 厘米厚,放入烤盘内,再放进烤箱高火烤至金黄色即可。其品质完全可与市售的知名脆饼媲美。

(3)酥饼的做法:按照面粉 2 份、鸡蛋 1 份、油 1 份、糖 1 份、小苏打 0.03 份的比例,揉合拌匀。其余与上述桃酥的做法相同。

(四)油

1. 油的分类

(1)食用油的分类,从加工工艺看,有压榨与浸出之分。前者为传统的制油方法,其优点是不含外来的化学物质,缺点是出油率低,售价较高。后者则为先进的现代制油技术,它通常是采用六号轻汽油将原料充分浸泡后,经高温提取及"六脱"工艺加工而成。其优点是出油率高,缺点是在每公斤食用油中,会有国家容许的 10 毫克的溶剂残留。

（2）若再从油的原料性质看，则有非转基因与转基因之分。非转基因原料，是由原生土种长出的。而转基因的原料，则是种子的基因结构经过人为调整后种出的。前者的优点是无未知危害，缺点是易受虫、草危害，产量低；后者的优点是虫、草危害少，产量高，缺点是可能存在未知的危害。

转基因作物（原料），大致可分为三种类型：一类是抗药剂的，如抗除草剂的转基因作物，草"吃"药后则死，但它却能够"吃"了药而不死。田里无草分肥，作物自然壮而丰产。一类是改变作物组分结构或营养成分，以适应环境或人类特殊需求的。还有一类是抗（杀）虫害的，它主要是在作物的基因结构上转入了"毒蛋白"基因：一旦害虫吃了这种转基因的作物之后，其消化系统会在短期内溃烂以至死亡并绝后，进而便成就了转基因原料的优点。由于虫害少，故而农药花费也少，同时产量也就自然高了，这有利于解决因人口增加而产生的温饱问题。但是，同时这也可能带来一些潜在的危害。

对于转基因的食品，虽说美国、中国等均允许生产与食用，但是，许多发达国家迄今为止，仍然明确规定禁止进口、生产、销售转基因产品。这里，再讲述一个国内发生的真实故事：

2010年9月17日《文摘周报》转载了一篇《老鼠不

见了》的报道。讲述的是，一位记者在山西晋中张庆乡与吉林榆树市弓棚镇的调查情况。

这两个地方的村民们发现，近几年来，村子里出现了许多奇怪现象：在田里及仓库忽然见不到老鼠了，即便偶尔见着一两个，也是呆头呆脑且分不清方向。同时，当地还出现了母猪不育、流产，或产崽减少、容易死亡的现象。此外，还出现了其他牲畜肝腹水的情况……而这种异常情况，都是在几年前村民们开始给牲畜喂食一种"先玉335"的玉米后才出现的。

后经记者费尽周折，多方查证方才发现，这种代号"先玉335"的玉米，实际上是一种来自美国的转基因玉米，它自2004年种植，2006年开始普及，总共也就种了五六年时间。

一般来说，五六年的时间，老鼠大约可以传宗接代二十次，猪可传生三代。但是，五六年的时间，尚不足人类一代人生命长度的十分之一。故而，老鼠和猪经过数代的食用之后，影响便明显地表现出来了，但是，人却暂时还看不出什么异常反应——这大概就是所谓的时候未到吧。

其实，当地这些动物出现的异常反应，也恰与世界各地既往的实验结果相吻合：用转基因粮食喂养动物后，会出现其肝、肾以及生殖和免疫系统的损害。

既然如此，若人们再坚持不懈地食用它，再经过几代人的"接力"之后,结果又会怎样呢?

（3）若再从油的成分来分,则有饱和脂肪酸、不饱和脂肪酸、反式脂肪酸之分。

饱和脂肪酸会增高人们的胆固醇,堵塞血管,引起心脏病与高血压,每日的食用量应小于 21 克。它主要存在于畜产品及少数植物油中,如肥肉、奶油、黄油、干酪、全脂奶、冰淇淋、椰子油、棕榈油、棕榈仁油。

不饱和脂肪酸,又有多不饱和脂肪酸与单不饱和脂肪酸之分。多不饱和脂肪酸的特点是,它可同时降低人们的"好的"高密度脂蛋白与"坏的"低密度脂蛋白,其每日食用量应小于 25.3 克。含有多不饱和脂肪酸的油脂及食物,主要有红花籽油、印加果油、茶油、橄榄油、阿甘油、芥花籽油、葵花子油、玉米油、大豆油、亚麻籽油、核桃油,以及金枪鱼、凤尾鱼、鲭鱼等。

单不饱和脂肪酸,则较为可爱,因为它可以在升高人们"好的"高密度脂蛋白的同时,又能降低人们的"坏的"低密度脂蛋白,其每日食用量应小于 12.6 克。富含单不饱和脂肪酸的油脂及食物,主要有红花籽油、卡诺菜子油、花生油、榛子油、大豆油、玉米油,以及杏仁等。

反式脂肪酸,是用液态的植物油,经过加氢改制后的一种固态油脂。其特点是:耐高温,可塑性强,不易变质,价格低廉,能够增加食品的美观和口感。用这种油炸过的食物,即使存放很长时间,也依然酥脆。一些国际知名餐饮店,多以此物为看家本领。

但是,反式脂肪酸却不够可爱,它一方面在升高人们的"坏的"低密度脂蛋白的同时,又去降低人们的"好的"高密度脂蛋白。其巨大的副作用是:它能够引起人们血管壁上的"垃圾"沉积,引起动脉硬化、心肌梗死、脑栓塞、记忆力减退,导致肥胖、糖尿病、男性激素减少等。其对于心脏的危害远远大于任何一种动物油脂,并可经母体而传给婴儿。

欧美等发达国家,对反式脂肪酸的使用早就有所限制和封杀,但是,我国目前仍在烹调与食品之中广泛使用。反式脂肪酸的每日食用量应小于2克,其数量大约相当于一个蛋黄派的含量。

含有反式脂肪酸的油脂及其别名,主要有油酥、酥油、起酥油、抑霉起酥油、点心用起酥油、植物油制的起酥油、人造酥油、氢化酥油、氢化植物油、氢化脂肪、氢化菜油、氢化油、固体菜油、雪白奶油、人造奶油、人造黄油、植物奶油等。

含有反式脂肪酸的食品主要有饼干、面包、蛋糕、巧克力派、蛋黄派等西式糕点,以及沙拉酱、糖果、冰淇淋、咖啡伴侣、化学奶茶、炸薯条、爆米花等烘烤及油炸食品。

综上所述,在条件许可的情况下,最好是选用压榨的、非转基因的、含不饱和脂肪酸的食用油。并应控制数量，经常交替食用，以均衡营养。

2. 用油的要点

（1）用热锅冷油的方法来炒菜，既有火候，又避免了高温炼油的危害。另外，也可采用少用油，而在锅内高温时少量洒水的方法来制造"蒸气"火候。

（2）买回的塑料桶装食用油，尽量改装在玻璃瓶内。若未作改装，则不要使其接触阳光，以免有害物质析入油内。

（3）油的用量每天不要超过 25 克，这已为人们所熟知。但应清楚，这是指人们一天内所有食品含油的总量，这一点常常为人们所忽视。假如你一天吃了一包方便面，据测试，它大约含油 20 克，那么你这一天就只能再食用 5 克的油了。若你一天又吃了一只油饼、油条或油炸鸡腿，则食用的油量大概已是超标状态了，这就意味着你这一天做菜即使一滴油不放，也还是超标了。

（五）盐

1. 盐的分类

盐，即氯化钠（NaCl），其有着调节人体水分、增强神经与肌肉的兴奋性、保持体内酸碱平衡与正常血压的功效。

从盐的来源来看,有矿盐、海盐、湖盐之分。矿盐的优点是少有现代人类污染,缺点是资源有限;海盐的优点是资源丰富,缺点是有着来自海洋的人为污染,尤其是来自日本核电站的非道德的放射性污染,其恶劣影响极其深远;湖盐的特点与海盐类似,也有着可能来自人类活动的污染。

若再按盐中是否含有补益成分来分,则有含碘盐、加锌盐、低钠盐、营养平衡盐等等,种类繁多,令人眼花缭乱。对此,倘若医生对你的身体状况没有特别嘱咐的话,则以选用啥也不添加的普通盐为好。

2. 盐的作用

盐中的钠离子,是维持人体电解质平衡的重要元素。人在出汗或腹泻时,均应适当补充一些淡盐水,就是这个道理。

一般来说,成人每天的食盐用量不宜超过 6 克,这一数量概念与前述食用油的相同,它也是指人们一天所有食物中含盐的总量不能超过 6 克。

若长期过量食用食盐,首先,是会引起血压的升高。这是因为人体内的水分,主要是由钠离子来调节的,即钠多则水就多。当人们摄入过量食盐之后,身体便会自动要求补充大量水分来参与代谢活动,但这时摄入的水分因为盐中钠离子的参与而不能及时排出体外,从而使得大量水分进入血液后滞留,致使血管异常充盈,压力增大,从而形成"临时性高血压"。但是,若总是如此,日久天长,其临时性高血压,就会被固化下来,而变成永久性的高血压了,这也被称为继发性高血压。

需要注意的是,所有食品中添加剂里的钠离子的副作用,也与食盐中钠离子的作用相同,均是导致高血压的致病因子。如蜜饯里的糖精钠、苯甲酸钠、环己基氨基磺酸钠,以及饺子和馄饨皮里的乳酸钠,鸡精中的谷氨酸钠、呈味核苷酸二钠等等。

其次,倘若长期超量食用食盐,也会导致人们钙质的流失。虽然,人们的肾脏每天都会将使用过的钠,自动排出体外。但是,当人们每排出 1000mg 钠的同时,也会跟着排出 26mg 的钙。也就是说,若吃进体内的钠越多,则排出的钠也越多,自然被顺便带走的钙也越多。久而久之,骨质疏松便形成了(钾元素的过量摄入,也会导致人们钙质的流失)。

(六)调味品

少选塑料容器盛装的产品,尽量选择玻璃容器盛装的产品,尤其是在购买酒、醋、酱油以及含酸碱盐等成分的调味品时更要注意,以防塑化剂等有害成分的污染。另外,酱油与醋,宜选购自然发酵的酿造产品。

胡椒、辣椒、花椒、孜然粉等,慎买已被加工好的散装成品。因为一些无良商家,常常为了改变不美的外观,或者为了使其味道更加特殊,而加入许多有害的物质。

(七)菜

1.蔬菜的选择

当今的蔬菜,也与稻米一样,病、虫害众多,若无农药的保护,许多都无法生长。故而,买菜就成了一门学问。

首先,买菜时应选择那些天生不生虫或少生虫的品种。因为,不生虫的蔬菜,一般来说不用农药,相应地人们也就少了对农药残留的担忧。

不太生虫的蔬菜,如生菜、茼蒿、莴苣、菠菜、木耳菜、秧草、菊花头、南瓜、芋头、豌豆苗、辣椒、葱、蒜、香菜等。

无药不长的蔬菜,如茉菜(鸡毛菜)、大白菜(黄芽菜)、包菜、花菜等。

还有部分蔬菜属于可用药也可不用药的,或者是可用捉虫代替农药的。不过,一些种植户因利益驱动,常常是宁可错用农药,而绝不会不用。因为,即便是用错了农药,也不至于绝收。若不用,或许就会全军覆没,颗粒无收。这类蔬菜,如茄子、韭菜、空心菜、苋菜、玉米、萝卜、雪菜、毛豆、蚕豆、刀豆、豇豆、扁豆、土豆等。

由于社会经济的发展,当前农村的人口结构有所改变,许多文化稍高的年轻人大都去了城市打工。故而,农村里留下的多是年纪较大而文化偏低的中老年人,他们有着传统的种田经验,但缺乏科学种田方法和专业的农药使用知识,他们在使用农药时,其用量与浓度常常是极其随意与可怕的。有时,甚至连那些本不会生虫的品种,也会被他们一并用药给"预防"了。因此说,你若买到了洒过农药的蔬菜,那是必然。若买到了未洒过农药的蔬菜,肯定是偶然的。因为有些种植户是绝不愿意冒险不用药而减产,或者因虫食而不美观的。当然,作为买方的市民们,也正好是喜欢美观的蔬菜。在这一点上,买方实际是鼓励了卖方的用药行为,二者的诉求是一致的。

其次,选购蔬菜时,应优先选择科学种植的大田蔬菜,比如去批发市场购买。慎选郊区菜农的"小田菜"。这是因为有些市郊农民种植蔬菜时,除了农药和肥料的不可控之外,其灌溉的水源也常常不可控。

当前,由于城市和工业的发展,其临近城市的近郊区域,几乎已难觅专供农田灌溉的清洁水源,即使有少量水质尚可的水塘,也不是伴随菜地而均衡分布的。

无奈,一些菜农为寻找浇菜水源,只好开动脑筋,另谋出路了。出路之一就是取用城市周边的沟渠污水,出路之二则是取用城市下水道的窨井污水。其结果是,蔬菜长得也很肥壮,只是体内成分复杂,因为它通过根和叶面"喝"

了有害的水。人若再去吃这种有害的蔬菜,则自然容易罹患怪病了。

当然,种植户们如此操作,也只是由于缺乏相关的知识,而绝非有意害人。因为,他们自己也吃这污水浇出的菜。这或许就是医院癌症病人之中,也常常见到很多农民身影的缘故吧?——虽然,他们能呼吸到农村新鲜的空气,但蔬菜和粮食,却与城里人一样充满了农药与污水。

还有,市郊农民的一些菜地为"十边地",且以临近公路的"路边地"为多。故而,这些蔬菜又受到汽车尾气、未燃尽的微小油粒、轮胎磨损后的粉末、刹车片磨损形成的锑微粒、成分复杂的尘埃等多重污染。而这些污染便被蔬菜的叶片、花蕾或果实、茎秆等吸收……

污水的灌溉、尾气的污染、毒尘的飘洒、农药的滥用,这正构成了一些郊区菜农小田菜的"海、陆、空"全方位的立体污染,慎选它的原因便基于此。

倘若你居住一楼或平房,又有一方小天地,则千万不要为了干净而将它做成水泥地面,而应充分让它为你的食品安全做点贡献。

自娱种植时,数量可少一点,但品种要多,以满足身体全面营养的需要。对于虫害,则可采用捉虫或奢侈治虫的偏方来治理,如辣椒粉、胡椒粉、食醋治虫法等。

倘若你居住在楼上,则可采用稍大一点的箱子装上泥土,放在阳台,种几箱精品蔬菜,也别有一番情趣。

2.买菜的要点

(1)一般蔬菜,首先是不宜购买泡过水的。因为泡过水的蔬菜一是不便保管,二是常有污水浸泡情形。其次是尽量不买无药不长的蔬菜,不买过于肥大以及奇形异状的蔬菜,少买反季节蔬菜。

(2)番茄,不买催熟而个个一色红的。通常,被催红的番茄的放置时间即使再长,甚至烂掉,它的中心也不会变红。因为它是一种未熟之时被催"死"的红,故而便不会再出现熟了的"更"红了。并且,这种番茄用油煸炒过后,也绝少见到内含番茄红素的红油渗出。

(3)山药,要买一头是圆头且外皮完好的,另一头虽有断口但未曾涂过药的。

(4)萝卜,不买久放之后肉质莫名发青、发黑的。

(5)白菜,不买喷洒甲醛保鲜的。

(6)豆类,不买因用药过度而丝毫没虫的。

(7)生红薯(山芋),不买洗过的;烤红薯,慎买用大圆铁桶烤制的,因为有些铁桶是由化工原料废桶改制的。用其烘烤时,桶上的有害成分自然会被熏进红薯。

(8)生姜,应买有泥而未用神农丹的,不买"洗净"漂亮的。

(9)莴苣,不买肥大粗壮的,因为那是农药矮壮素造成的结果。

（10）莲子,不买硫磺熏蒸或漂洗一色白的,尽量购买有一定色差的。

（11）豆芽,不买无根而出奇发白的。由于豆芽在制作时,用药品种繁多,如去根的、漂白的、防腐保鲜的等等,故要慎选。

介绍一种家庭制作豆芽的方法:取绿豆一把,洗净后用水浸泡 6 到 10 小时,然后将其放进可滤除水分的干净淘米盆内,若有竹、木材质的类似器具则更好。

再将绿豆均匀地平铺于淘米盆底,淘米盆外再套一个盆接水。再于绿豆上面盖一块干净的毛巾,然后再于上面加盖一个较重的砂锅盖,抑制其疯长。若能再将淘米盆做成遮光结构则更佳。

然后用浇花的喷壶装水,每隔 4 小时左右向毛巾上淋一次水,让绿豆湿润透气,而又不过于潮湿或泡于水中。

夏季,三五天即可长成纯天然的有根绿豆芽了。冬季时,因气温较低,需保温操作,时间需要稍长一点。食用时,抓出一把自产的豆芽,用剪刀剪去根须,稍作冲洗即可入锅。

3. 蔬菜的洗涤

蔬菜不仅生虫,而且生病,二者都要用药。故而,即便是对于不太生虫的菜,也要做一些处理:菜买回家以后,均应剥去外层叶片或去皮,先用清水冲去浮泥,然后放入 1：100 或 2：100 的淡盐水或者碱水中,再浸泡 15 分钟左右,以去除部分不明身份的农药残留。条件许可时,可再用开水烫上 1 分钟左右。当然,这最多只能是去除少量表层的农药残留。因为蔬菜所用的农药品种实在是太多了,许多进入蔬菜体内的农药根本就去除不了。

4. 蔬菜的烹调

（1）炒熟的蔬菜不要放置过久或隔夜后食用,以减少细菌和亚硝酸盐的危害。

（2）番茄、胡萝卜,均是优良的保健菜品。番茄含有番茄红素,胡萝卜除了含有胡萝卜素外,还含有叶酸、木质素、维 C 等,具有抗癌功效。用番茄、胡萝卜做菜时,应先用油煸炒后再做汤做菜,以使其中的番茄红素及胡萝卜素在油中溶出,便于充分吸收。

（3）蒜头,其中含有的蒜素,是一种天然的广谱抗菌素,对于白喉杆菌、结核杆菌、痢疾杆菌、葡萄球菌、链球菌、皮肤真菌,以及流脑和流感病毒,均有抑制与杀灭作用。同时,蒜头还具有抗癌、降血压、降血糖、降血脂,增强免疫功能和促生雄性激素的作用。

食用蒜头时,应先碾碎后在空气中暴露 15 分钟左右,让其中的蒜氨酸与蒜酶结合成蒜素后再吃。吃蒜之前,可先吃一些食物垫底,然后再裹着食物生吃,以减少其对食道和肠胃的刺激与伤害。若用蒜头做菜,则宜在菜品将熟起锅之前放入,以免损失蒜素。

据四川大学华西医院,在全球消化病学顶级杂志上发表的对 54 万名受试者的研究发现:大蒜和洋葱内含有的有机硫化合物,对于耐酸的幽门螺杆菌具有抑制作用,有降低胃癌风险的功效。

(4)山药,其去皮之后渗出的黏液,含有黏液蛋白及促生多巴胺的酪氨酸,应一并食用。其可降低胆固醇,阻止血脂在血管壁上的沉积,改善血液循环,并有提升快乐情感的作用。

(5)土豆,其去皮之后渗出的黏体蛋白,能预防心血管疾病及中风。千万不要学习饭店,为了炒出的成品清新爽口,而将其黏液洗净后炒制的做法。

(6)紫包菜(紫甘蓝),炒食时,适当放些食醋,可使菜质软化。

(7)海带,不要过于浸泡,否则会丢失具有排毒作用的甘露醇。

(八)菌类

1. 木耳

不吃鲜木耳,因为其中含有叶林类光感物质,易引起日光性皮炎、瘙痒、水肿或疼痛。干木耳,应选择重量轻、质地干燥、未经硫磺熏蒸而自然黑的,选择没有经过加糖或明矾增重的。一般来说,一斤上好的干木耳,可以泡发出十多斤湿木耳,从这一点上来看,木耳其实是相当便宜的。

2. 石耳

性甘平,无毒,有养阴、止血的功效。选购时,应挑选有一定色差、稍含泥沙、质感似苔藓的。不要选择标准一色黑的,因为那都是人为制造的结果。通常,食物的人造美,经常与化学药物相关连。石耳与木耳一样,判断其是否染色,均需要用水浸泡之后来鉴别。若所泡之水几乎不变色或微显棕色,并有淡淡的菌类清香,即为正常状态。

3. 银耳

不要选择硫磺熏蒸的,煮熟食用时不要隔夜,否则会使亚硝酸盐增多,食后不能养生,反而伤身。

4. 菇类

是一种高蛋白、低脂肪的高级营养品,其提取液含有一种双核酸,能促进机体产生干扰素杀灭病毒。但需注意,平菇不要购买泡过水的,蘑菇不买漂白发蓝又无根的,并不要购买用报纸包裹生长的。

香菇应选择干制品。因为香菇经过日光暴晒之后,其中的核糖核酸更容易释放出来。同时,香菇中的麦角固醇经暴晒后,可转化为更多的维生素 D。泡发香菇时,应先洗去浮尘,然后再用清水泡发。需要注意的是,此后泡出的黄水切不可弃之不用,因为其中含有较多保健功能的香菇嘌呤。正确的做法是:应先倒出黄水留作做汤做菜,然后再将香菇逐个清洗。

(九)禽与蛋

散养的家禽与笼中饲养的相比,因其活动量较大而口感较好。对于速生催大的家禽及其制成品,最好少吃。

鲜蛋,做熟之后最好当日吃完,以免滋生细菌。介绍蛋的两种吃法:

1. 虾仁炖蛋

选择虾仁洗净并剔除沙线(虾肠),然后与蛋共炖即可。其佐料除应酌量放一些酒和醋之外,其余步骤与正常炖蛋相同,即放入盐、味精、油、葱、姜、水等打匀便可。

2. 肉品炖蛋

用适量肉泥或肉丁与蛋混合打匀。做法与虾仁炖蛋相同。

(十)鱼类

鱼的选择,一般来说,海鱼比淡水鱼味道鲜美。同时,人们也总以为,除了人工养殖的海鱼之外,污染也比淡水鱼少。

但是，自从 2011 年 3 月 12 日的大地震使日本的核电站损毁后，日本将巨量高浓度的核废料排进了海里，污染了周边国家和地区的海洋，并且这个污染将在未来的若干年内，扩散至全球的海洋，其辐射污染将在食物链中长久地循环下去，但人们却无能为力。一切海洋生物，均不能幸免。

其污染元素之一的碘 131 的半衰期为 8.3 天，即辐射剂量降到一半时所需的时间为 8.3 天，这还算是好的。

但是，其另一个污染元素铯 137 的半衰期则为 30 年。换言之，也即需要经过 30 年之后，海洋内的放射性元素铯 137 的污染才降低了一半……

加之，此次的日本核污染，又是一种海、陆、空全包括的立体污染，其危害就更显严重：海中，被其排入了巨量的核废水与垃圾；陆地，散落着天量的核废料；空中，被排进了海量的核尘埃。其污染已渐渐循环进入了人们的蔬菜、粮食、奶制品等食物链，海鱼怎能幸免？

说起海鱼的状况，这里再讲一个真实的故事。

几年前，笔者游历时，曾在南方一个海岛上的渔民家中小住过几天。一天，我在一边吃着海鱼一边与主人闲聊时，得知了一个不小的秘密。

这渔民告诉我，虽然现在近海的渔业资源已经不多了，但是他们也已有了应对的妙法：在捕鱼前，他们先向海里洒下一种据说是产自浙江的"神药"。然后,奇迹便会出现,稀疏的鱼儿便会听话地慢慢聚拢过来,随后就昏死过去了。再之后,渔民们就不太费力地捞上了它们……

听了那渔民的讲述之后,不禁令我毛骨悚然:这世界还有哪儿是不洒药的呢?我所喜欢的海鱼还吃不吃了呢?纠结万分!但是出于好奇,禁不住我又问那渔民:"那昏死了的鱼儿还能吃吗?"那渔民很是自信地告诉我:"没问题,将那些鱼再放回干净水里,一会儿就又会活过来了。"并且那渔民还认真并"极负责任"地告诉我说,他们自己也吃这样的鱼——就像前文所说的郊区菜农,自己也吃用阴沟水灌溉的蔬菜一样。

对此,我只是担心:不知道那些已经被喂了药的鱼儿,是否会在清水里智慧地将那毒药从嘴里吐干净,是否能再将自己的肉儿也一并洗干净?……所以,自此之后,我便常常告诫自己:海鱼及其海产品,能免就还是免了吧。

但是,有时又实在困惑:若免了,又还能吃些什么呢?或许,大型捕鱼船的作业会正规些吧?

不过,有关淡水鱼的选择,也很是让人伤透了脑筋。不是养殖过程的胡乱用药,就是养殖的饲料令"鱼"乏味,还有就是制售过程的触目惊心:无良商贩为使所售鱼儿显得生机勃勃,而向养鱼的水内加入氨水;晒制鱼干、咸鱼时,为防苍蝇叮咬生蛆而加入敌敌畏……

而有些养殖户为了防鱼生病,要么是因为缺乏知识而不规范用药,要么就是明知故犯地超标用药。

此外,为降低成本和提高效益,目前其饲料来源已渐渐有着离不开家禽、牲畜粪便的趋势,以至于买回的鳊鱼肉质发木,黑鱼味道发腥,河虾有药味而无鲜味。怎么办呢,只能寄希望于全民的努力,推动相关食品安全法律法规尽早出台,寄希望于养殖人员的素质提高与技术改进。

(十一)肉类

1.肉品的选择

尽量选择经过检疫的品牌肉,以及经过冷却排酸后的冷鲜肉,减少瘦肉精的摄入机会,保证营养和口感。此外,还要注意鉴别各种"注水肉"。

据相关人员向中国肉类食品研究中心总工冯平介绍,在北方某大城市城郊接合部的48家屠宰户,几乎家家"注水"。

一般来说,一头100公斤的生猪,可注水10多公斤;一头500公斤的牛,则可注水100公斤。

问题是,这种注水肉的所注之水,并非真正只是水。其中成分的复杂性着实令人吃惊:

首先,这所注之水,并非是人们所想像的干净的自来水。有时,常常是工业废水和生活污水。

其次,注水过程并非只是单纯地向肉里加水。因为,单纯加水是无法让所注之水不流失的。同时,单纯加水也无法使肉质鲜红、漂亮、久储不腐。故而,一般会在注水的同时,加进各种有害的化学药剂:

(1)加进阿托品药物,使牲畜血管扩张而更多地蓄水。

(2)加入矾水,起到收敛的作用。

(3)加入卤水,使肉色鲜艳,蛋白质凝固而保水。

(4)加入工业色素,使肉色长久鲜红。

(5)加入防腐剂,使肉品久储而不腐败。

(6)注入血水,使肉色变深。

(7)加入硼砂,使肉色更加红艳。

(8)加入胶水或卡拉胶,使肉品保水又鲜嫩。

(9)加入致癌物质硝酸盐,使肉质鲜美不腐。

(10)加入硫酸镁和洗衣粉等。

2. 肉品的烹调

烹调肉品时,宜先用开水汆一下,并倒掉其水,以去除部分嘌呤物质,减少罹患痛风的机会。

其次,在烹调肉品时,应慎用嫩肉粉,因为一些嫩肉粉生产厂家,为了使自己的产品更有销路,常常会加入亚硝酸盐这一致癌物质,使做出的肉品颜色更加好看、不易腐败又独具"风味"。

3. 多吃些白肉

尽量多吃白色的鸡鸭鹅肉,少吃红色的猪牛羊肉,不吃反复冷冻的肉。

通常,牛羊肉的价格较为昂贵,故而,便容易产生一些注水、注胶、注药现象。

另外,牲畜在饲养过程中的药物滥用,也着实令人担忧:据中美跨国研究小组研究发现,在我国大型养殖场中,生猪已对所有主要类型的抗生素均产生了耐药性,其已具有耐药风险转移到人的巨大风险。

4. 少吃些内脏

猪肝等内脏要慎吃,以减少罹患相关疾病。据中国农业大学佘锐萍教授调查发现,在某大城市的养猪场中,约有 80% 的生猪曾感染过戊型肝炎病毒。当人们食用这种未熟的染病猪肝时,则会罹患肝病。因为,肝炎本是一种人畜共患的疾病。

5. 慎吃血制品

猪血与鸭血等血制品,要慎吃。因为其中常会被一些无良商人掺入甲醛等有毒物质,其致癌作用非常明显。

安徽利辛县曾破获过一起用猪血加甲醛造“鸭血”的案件,涉案的有毒“甲醛鸭血”达 10 余吨,其甲醛超标达 400 余倍。

（十二）豆制品

应选择正规厂家的品牌产品,不吃廉价或低于成本的无证小作坊的产品。这是因为他们为降低成本,常会昧良心地掺杂造假,如加入防腐、增色、增香、增重的化学药品,或使用廉价的劣质霉变原料。当人们食用了含有稀奇古怪药品的豆制品后,极易罹患疑难杂症。而食用了以霉变大豆制成的豆制品,则会致生肝癌。

(十三)瓜果

瓜果选择的总原则:不买过分美观或奇大无比的,不买美化加工过的。食用时,宜去皮为好,虽然有些果皮的确很有营养,但常常是药害大于其营养,故还是忍痛割爱为好。

1. 西瓜

尽量不买红而不甜的。

2. 柿子

不买用酵母或催熟剂催熟而甜度降低的。

3. 葡萄

选择紫红或紫得发黑的则最好,因其富含抗老化的花青素。

4. 香蕉

尽量选择不用乙烯利催熟而自然泛黄的(不过,这种自然熟的香蕉,若非产地是难以买到的)。

5. 甘蔗

不买有红斑或霉变的,并应慎喝街头的甘蔗汁,因为有些路边现榨的甘蔗汁,是无法保证其不霉变以及加工过程卫生的。

6. 草莓

是一种营养不错的水果,但因其果实的生长高度几乎与地面贴近,极易受到污染;其次是种植草莓时施用的农药、肥料,以及采摘和售卖过程的反复带菌接触,又再次制造了污染;还有就是草莓本身表面凹凸不平又不宜去皮的特殊结构,非常容易嵌入和隐藏污染。

因此,基于上述原因,若想仅以清水洗净它,难度实在不小。倘若使用消毒液洗涤,则又难保没有残留,故应谨慎清洗和食用。

7. 芒果

不买生石灰捂熟的,不选腰形的小芒果,因为它不像芒果的本来面目,其甜而无芒果之味。

8. 榴莲

应选择颜色土黄、味浓多瓣的,不买外壳发青或裂开的。因为青壳的不熟,而裂开的又容易受到污染且又太熟。若买到了半生的也别担心,放在室内静置几天,闻着浓烈的味道时就可以食用了。但是,不宜将榴莲带壳放入冰箱,否则会久储不熟还会烂。

9. 桃子、桂圆、荔枝

不买用酸性溶液浸泡来增色的。

10. 苹果、橘子、柑

不买粘手或奇怪发亮的。因为粘手和发亮多是涂抹石蜡造成的,其会经皮渗入果肉。

(十四)坚果

坚果与籽类食物,多是植物的种子,其相当于动物的胎盘,含有生育酚物质,对人们的性爱、生殖功能有着滋养与促进作用。同时,这类食品又富含许多人体所必需的营养物质,具有抗老化等诸多保健作用。但是,由于其常常富含油脂,因而不可过量食用。优质的坚果如核桃、小胡桃、腰果、花生、松子、榛子、碧根果等。这里介绍一些核桃的选择与吃法:

1. 核桃的选择

购买核桃时,要选择外壳有一些色差且不是特别漂亮的,不选个个都一色白净的,因为那是用双氧水美化的结果。

辨别其品质时,首先,敲开核桃硬壳,再掰开核桃仁看其断口,颜色发干发白的,为当年的新货。反之,断口颜色阴暗、土黄或有油感的,则为陈年旧货。其次,再用口嚼尝味,看看是有新鲜核桃的清香味,还是有劣质陈核桃的霉味或哈喇味。最后,还要仔细看看核桃仁的表面,是否有细微的霉毛丝(实为霉菌)。对于这一点,因为其难以发现,而常易被人忽略。其实,关注这一点是至关重要的。

由于核桃的结构与白果类似,在核桃硬壳的外面,原先还有一层较厚的外皮。商户在出售带壳的核桃时,其硬壳外面的厚皮已被去除。

通常,商户去除这层厚皮的方法多是将整个核桃淹进水里沤泡,待其外皮彻底腐烂后,才能够较为方便地彻底清除它。但是,这浸泡去皮过程与时间、天气、温度有着密切的关系,并且又较难将几个因素整合得十分精准:因而霉菌,就在此时长出来了。其中,自然会躲藏着黄曲霉素。

一般来讲,为防止不法商人用"科学方法"来美化这种核桃仁,若非你亲眼所见其剥壳过程的话,则不宜购买已经去壳的核桃仁。

2. 核桃的保管

带壳的核桃,可直接放在室内干燥通风处。剥开的核桃仁,应装进密封袋,放入冰箱冷冻室保管。切不可将核桃仁长时间暴露在外,尤其是在夏季,其极易变质。

3. 核桃仁的两种吃法

(1)甜核桃仁的制作

取所需数量的核桃仁,先用清水洗去浮尘,再放于盆内,倒入开水将其淹没,浸泡约10分钟。然后倒掉其浸出的黄水。再重复倒入开水，倒出黄水，反复几次，直到所泡之水基本不太发黄即可。这一去除黄水的过程，目的是洗去核桃仁上薄衣（皮）中的褐色物质。虽然，这种成分，未经化验，不知是否有害，但因其泡出的黄水的味道与香烟丝的味道几乎一样，故此武断推理：其中某个成分，也极有可能不是什么好东西。

然后滤去水分，将炒锅置火上，同时放入食用油与核桃仁。油的用量以能淹没核桃仁为度。开中火，油炸至核桃仁掰开后成淡牙黄色。

再从锅内倒出95%的食油，同时，用少量的开水调湿白糖成稀泥状，糖的用量依各人口味与健康要求而定。再将糖泥倒入仍有少量余油的锅内与核桃仁混合翻炒。待糖完全化开，糖中水分耗尽，掰开核桃仁成牙黄色时，迅速离火并不断翻炒，以免冷却后相互粘连。

待核桃仁冷却后，起锅装入容器即可。其成品口感酥松香甜，用作零食或佐以早餐稀饭，百吃不厌，其可真的称得上是帝王级的"琥珀核桃仁"。但是，因其制作过程，有油炸这一不太健康的程序，故不推荐经常食用。

（2）咸核桃仁的制作

取核桃仁250克左右，置淘米盆内，先用清水洗去浮尘。然后再洒一些洗碗用的碱水，再抓洗一下，洗去表面黄色的烟丝味物质。

大致洗去黄水之后,再用清水冲洗一下并滤去水分。然后,洒上适量的食盐拌匀,腌制 8 小时左右。

腌制完毕后,再放在淘米盆内洗去核桃仁表面的食盐,装入微波炉适用的大碗内,并于中间扒一凹塘,以避免由于微波炉中间加热而煳掉。再将其放入微波炉内,用高火加热两三分钟后取出。然后,再将碗内的核桃仁上下翻动几次,并再于碗内扒一凹塘,放进微波炉内继续加热一两分钟即可。

制成品的最佳状态应该是,当核桃仁冷却后,用手一捻,核桃仁上的薄衣(皮)即可轻松脱落。去"衣"后的核桃仁,色泽牙黄,微带咸味,有入口即化的感觉。每天吃上几颗,用以代替无甚营养却有害的咸菜,佐以早餐,营养又美味,一举两得。

(十五)副食品

选择副食品的总原则:要尽量选择加工程序简单、不含或少含有害添加剂的、未经高温油炸的品种,尽量选择含糖少的,选择不含反式脂肪酸的。

慎吃市售煮熟的玉米棒。虽然有些商家煮制的玉米棒,比起自己在家煮制的要香甜、鲜亮、口感松软,但其实那多是放了甜蜜素、玉米精和色素的结果。

尽量少吃火腿肠,因为一根火腿肠中通常含有 18 种添加剂,其中包括起着防腐和发色作用的致癌物质亚硝酸盐;尽量少吃果冻,因为其中一般含有 14 种添加剂。

（十六）食物中的几种有益物质

1. 番茄红素

它是迄今为止在自然界中被发现的最强的一种抗氧化剂之一,在西方有"植物黄金"之称。它的主要功用为:

（1）能有效抑制癌细胞的扩散和复制,可防治胰腺癌、前列腺癌、肺癌、胃癌、乳腺癌等。

（2）能防治高胆固醇和高血脂症,保护心血管。

（3）能延缓衰老,增强免疫力,抗抑郁,改善皮肤过敏,抗紫外线辐射,并可有效地清除人体内的自由基,保持细胞正常代谢。

（4）具有预防骨质疏松,降低血压,减轻运动引起的哮喘,提高男性精子质量,以及降低不育风险等多种生理功能。

（5）具有较强的解酒作用。

番茄红素除了存在于番茄之中外,还存在于木鳖果、西瓜、南瓜、李子、柿子、桃、木瓜、芒果、番石榴、葡萄、葡萄柚、柑、橘等果蔬中。

2. 胡萝卜素

它是目前最为安全的补充维生素 A 的产品。因为单纯补充化学合成的维生素 A 时，不慎过量则会中毒。

当胡萝卜素被摄入人体消化器官后，可以转化成维生素 A，有改善夜盲症和皮肤粗糙，以及免受自由基伤害的作用，它对乳腺癌、胃癌、膀胱癌、结肠癌均有明显的抑制作用，并具有促进生长发育、维护生殖功能和提高免疫功能的作用。

胡萝卜素主要存在于深绿色或者红黄色的果蔬中，如胡萝卜、西兰花、菠菜、空心菜、红薯、芒果、哈密瓜、杏、甜瓜等。

3. 核黄素

即维生素 B2，它可用于防治口、眼及外生殖器部位的炎症，有防治癌症、偏头痛以及提高性爱质量的作用。

含有核黄素的食物，主要有奶类及其制品、动物肝肾、蛋黄、鳝鱼、胡萝卜、香菇、紫菜、芹菜、橘子、柑、橙等。

4. 花青素

是一种强力的抗氧化剂，它的主要功用为：

（1）预防多种与自由基相关的疾病，如癌症、心脏病、早衰、关节炎等。

（2）增强血管弹性，降低血压。

（3）使皮肤光滑而有弹性。

（4）能够抑制炎症和抗过敏，增强免疫功能。

（5）预防老年痴呆症。

含有花青素的食物,如蓝莓、紫葡萄、樱桃、草莓、桑葚、紫薯、紫甘蓝、紫菜薹、黑米等。

第二节　"喝"得安心

一、喝水

喝水的用具,仍以选用陶瓷或玻璃材质的为好,尽量少用一次性纸杯。因为一次性纸杯的原料中,常含有滑石粉和荧光增白剂等致癌物。而更让人担心的是一些纸杯内壁的聚乙烯淋膜,其原料的来源十分复杂,有些甚至来自一次性输液器等医疗垃圾或化工用品的包装物。

(一)喝水的讲究

每天早晨和临睡前,均应雷打不动地喝上一杯温开水,其他时间则每次不要过多,应细水长"饮"。

1.晨洗膀胱胃

早晨喝水,可于洗漱之后进行,要点是:喝水之前先不要排空小便。喝水之后,再将两腿稍稍分开约与肩宽,双腿膝盖微曲,并以其为点,带动全身抖动一两分钟,然后再行"方便"。

此法犹如用水洗涤瓶子的内壁,其作用之一是通过抖动,用所喝之水来荡洗肠胃;二是通过抖动,借用夜间积存的小便荡洗膀胱,搅起内在可能的沉淀物,再经尿道排出;三是借助于抖动,活动全身,唤醒大脑,可谓一举三得。

此外,抖动,对于老年人来说,还有着额外的收获:据澳大利亚悉尼科技大学的一项研究证实,让老年人在振动的平台上每周锻炼几次,每次 10 分钟,可增加老年人关节的弹性,增强其肌肉力量,并可有效起到防止老年人摔倒的作用。

2. 晚喝防病水

晚上喝水,目的是储备夜间将由呼吸及皮肤丢失的水分,提前稀释血液,降低血黏度,预防中风。

3. 慎喝几种水

(1)不喝回炉水和隔夜水,少喝反复加热又新旧难分的电热水器的千滚水,以减少重金属和亚硝酸盐的危害。

(2)慎喝饮水机上的大桶纯净水。有时越是说纯净,反而越要小心:饮水机与大桶的清洗环节,反复加热的特点,一桶水喝多日,水桶的材质是否有害等等,均是问题所在。

(3)慎选瓶装水。首先,由于部分厂家的矿泉水是使用臭氧来消毒的,而这种消毒过程,会使得水中产生致癌的溴酸钾成分。当然,这些水中溴酸钾的含量大多在国家允许的每升水含 0.01 毫克的限值以内。但是,若去喝那不含溴酸钾的普通水,岂不更好?

其次,瓶装矿泉水,在运输、销售等过程中的阳光照射和反复晃荡的内摩擦,还会释放出有毒的双酚 A。

据中国塑协塑料再生利用专业委员会副会长董金狮介绍,塑料瓶装的饮料和矿泉水,一般来讲,是相对安全的。但是,一旦塑料瓶体遇有高温或酸性饮料的腐蚀,则会慢慢释放出有害的有机溶剂,从而引起头痛、头晕、恶心、食欲不振、记忆力减退等。

(二)烧水的要点

现仅以自来水为例,因其在出厂前,水质已经过氯气消毒。家庭烧水时,应先将自来水放出后,打开水壶盖子静置一天,以挥发部分有害的余氯等物质。此外,当水烧开时,先不要急于关火,应再打开水壶盖子让其沸腾 3 分钟,以进一步挥发有害物质。有条件时,若再使用一些水质净化设施("金伟连"净水机等)对自来水做一些预处理,则自然更好。

二、喝茶

说到喝茶,则需要先说说泡茶。首先,泡茶时,不要用未洗之手直接抓取茶叶。

其次,泡茶时,应先用开水将茶叶在杯中荡洗几次,以减少农药与灰尘的数量。

当前,由于环境的恶化与气候的变迁,茶叶的种植也已离不开农药的陪伴。而更为重要的是茶叶在制作时,摘下的鲜茶叶是绝对不洗的。因而其上面的农药与复杂尘埃,就只能靠老天下雨来清除了。但是问题在于,一是老天未必肯在茶叶需要冲洗农药的时候就下雨,二是即便老天有眼能够下出及时雨,但其细小的雨滴,也未必能瞄准叶片上的每一个农药聚集点去冲洗。同时,就更谈不上反复多次瞄准地冲洗了。

还有,在茶叶的销售环节的称装、销售或包装时,常有貌似干净的不洁之手接触的情景。故而,泡茶前的洗茶环节似不可少。

三、喝药

滋补或安眠的汤药,最好是睡前喝,这是为了让其在体内增加停留时间和更好地吸收。一般的药物,则应注意掐准时间喝,以使药效均衡和持续发挥作用。

另外,需要注意的是,吃阿司匹林时,别喝酒与果汁;吃一般性抗菌素时,别喝牛奶与果汁;吃头孢抗菌素时,别喝酒。

四、喝酒

喝酒有风险,喝时需谨慎:一是要喝酒时睁大眼睛,确认其中真的没有甲醇或塑化剂之后再喝;二是数量要少且在餐后喝,特别是不要喝到呕吐方止。由于喝酒会使胰腺分泌旺盛,尤其是喝酒过量之后的呕吐,会使得十二指肠液返流,极易患上死亡率很高的急性胰腺炎。

养生的做法是,每天喝上一些含有花青素的干红葡萄酒,其既能清血管增营养,又能防生癌症抗老化。不过,感冒时最好别喝酒,因为它似有加重症状的现象;另外,用塑料容器或易拉罐盛装的酒,也尽量少喝。

家庭葡萄酒的制作:选购颜色紫红甚至紫得发黑的葡萄,先用清水洗去浮尘及表层农药,然后再用 1:100 的淡盐水浸泡 15 分钟左右。再摘去连接果实的枝条,用清水一粒一粒地抹洗干净后晾干。

然后,将葡萄捏碎,按照 10 斤葡萄加 2 斤糖的比例,放入玻璃或陶器内盖严。糖和捏碎后的葡萄的总量,只能占据容器 2/3 的容积,以利发酵。若发酵时产气太多,可适当放气。天热时,大约经过半个月的发酵,就可出"厂"了。由于近来有报道称,自酿的葡萄酒会有一些甲醛隐患,故而笔者建议有条件时,在酒出"厂"之前可做个检测。若未检出传言所说的成分,日后则可固定这一制作程序。

五、喝汤

正餐前应先喝上一碗汤,其有温润胃腔和食道、减小进食量的作用,有着养生与减肥的双重功效。

番茄蛋汤的做法:切开番茄,放入温热的油锅内煸炒片刻,当炒至锅内的油渐渐变成红色之后盛出。然后再按正常程序做好蛋汤,再将煸好的番茄放入锅内,稍稍沸腾即撤火。这样做出的番茄蛋汤,既溶出了番茄红素,又较多地保存了维生素,口感原汁原味又不过酸。

六、喝奶

(一)喝奶的数量

一般来说,人们身体每日所需的钙质约为 800 毫克,老年人可适当增加到 1000 毫克。

随着人们年龄的增长,便会出现体内钙质的流失量大于摄入量的情况。此时,人们应及时补充钙质,以弥补其摄入不足。而补钙最为简单又行之有效的方法则是喝牛奶。

通常,每天喝 500 毫升的牛奶,约含钙质 520 毫克,加上人们每天从三餐中摄取的钙质,基本就能维持人体的每日之需。

(二)喝奶的要点

一是要在餐后喝,目的是延长牛奶在体内的停留时间,以利更好地吸收;二是晚上必须喝,这是因为夜晚时人们血中的钙质水平会逐渐降低,此时为调节血钙平衡,身体会将骨中的钙质动员入血,以补充血中钙质的不足。若骨中的钙质经常如此地被抽调,日久天长,便会引起骨质疏松。

七、喝功能性饮料

偶尔喝一些花色饮料,也未尝不可。但若经常接触,则绝非好事。因为其中含有许多具有潜在危害的添加剂。其被改造之后而产生的迷人色彩、撩人的黏稠、芳香的气味、美好的口感,多是各种化学药剂的功劳,其口感很具诱惑力,但其天然饮品的自然风貌已荡然无存。

据英国谢菲尔德大学派珀教授研究,碳酸饮料中的防腐剂苯甲酸钠,会损伤人们细胞线粒体的 DNA,并会致生肝硬化和帕金森疾病。此外,英国食品局在 2006 年也宣布,饮料中若同时含有苯甲酸钠与维生素 C,则会产生致癌的苯。

此外,这类饮料有不少是用易拉罐包装的,而在易拉罐的内壁,则常会涂有一层环氧树脂材料,而环氧树脂则会释放出有毒的双酚 A 物质。

第三节　"拉"得舒心

每天早晨的 5 点到 7 点,是中医所说的大肠经运行最为旺盛的时间,此时排泄大便最为顺畅又健康。倘若按此要求准时排便确有困难,也不要紧,也可选择权宜之法:每日晨起洗漱之后,先不要去做任何事情,无论有无便意,均去蹲坑 10 分钟。蹲坑时间不要太长,否则会有催生痔疮的风险。要保持一种"有便更好,无便则起"的自然心态,不要刻意追求,平添排便压力。

若使用坐便器排便,则可于坐定之后,在脚下垫高 20 厘米左右,以利肠道蠕动。

此法若能每日施行,"便"能日久生"情"。一旦形成"晨便"的习惯,其速度之快,酣畅淋漓的舒心程度,无以言表。

另外,需要注意的是,想要排泄得顺畅,平常还要再做一些相关的配合工作,如经常运动、多饮水、少吃肉,多吃一些水果与蔬菜。此法若偶尔忘了或违反了规律,也不要紧,重要的是再回到好习惯上来。

第四节 "撒"得养心

如前所述,每天晨起之后,先饮水抖动后再开始排小便。这里要说的是,如果条件允许,应在每次有小便意向之前,均宜趁他人不注意时"偷偷地"抖它一抖,涮涮你的膀胱,晃晃你的五脏和六腑,同时也松松你的肌肉、骨骼与神经,养体又养心。若能在小便之前再饮一杯水,则也兼洗了胃。(参见本章第二节)

不过,千万不要为了留下小便晃荡,而有意去积存它。若小便紧急但又一时找不到合适地点解决时,则宁可蒙羞处置,也不可强忍或憋着。否则,会影响肾脏健康。

此外,还应经常留意:正常的小便颜色一般为澄清或淡黄色。若小便颜色偶然变深,则提示你的身体缺水。若经常如此,则宜检查一下肝功能;若尿呈泡沫状时,则宜在检查尿常规之外,再查查肾功能。

第五节 "睡"得健康

一、睡觉的原则

睡觉,必须定时和定量。每天最好是晚上 11 点之前入睡,早晨 7 点左右起床。夜晚睡够八小时,中午再小睡半小时,老人可随季节变化稍作调整。这是一般长寿人群的作息规律,其也符合中医经络学说的休养生息理论,因为这三个时间点,正好分别是人们的胆、大肠、心经运行最为旺盛的时段。

二、睡觉的姿势

睡觉时,应选择右侧卧姿和闭口呼吸。右侧卧姿,有利于心脏少受肺的压迫;用鼻呼吸,可为吸入的空气增加一道加热与过滤屏障。

三、睡觉的情绪

(一)减少干扰

睡觉前,应避免尽情地打牌、唱歌、饮浓茶、喝咖啡、大量饮水、喝饮料、尽兴长谈、剧烈运动等等,因为这些活动都是与睡眠的要求相悖的。

（二）反向思维

倘若实在是找不出原因，就是睡不着，那就必须先去调整心态了——既未睡着，就别再想着它，挂着它。

应该这么想它："反正已经躺下过，眼也闭过了，人也舒适地放松过了，睡觉的基本程序都已经全部履行过了，就应该算是真正地睡过了。只不过是在头脑清醒状态下睡的罢了！——头脑清醒地睡觉不也很好么？头脑又没闲着，还想了不少平常不敢想或者想不到的事情呢……"

有时，大脑还会在此种"清醒的睡眠状态"下跳出些灵感，或解决某个难题的方法。总之，你应该去想想那些在清醒状态下睡眠的好处才是——如此想通之后，睡意或许真的会来。当然，倘若由于心有挂碍或因兴奋剂等外因所致的失眠，则应先去除它，否则，任何方法的效果都会打折的。

四、熬夜的十大危害

（一）熬夜损伤免疫功能

由于晚上9点到11点，是人们免疫系统的调节时间，此时，任何不安静的活动，都会影响到免疫系统的调节。

（二）熬夜影响分泌生长激素（IGF-1）

生长激素，是一种与胰岛素类似的激素。它能够刺激人们软骨与成骨细胞的增殖，促进骨骼的生长，并有促进蛋白质的合成与脂肪降解、维持血糖的正常浓度,以及修复受损组织的重要作用。

生长激素,仅在夜间入睡后分泌,且有早睡多分泌、晚睡少分泌、过时就不候的特点(过了钟点就不再分泌了)。故而,对于熬夜的人群来说,夜里不睡,白天补觉,作用是完全不同的:白天睡,"觉"也许是补了,但是,具有重要作用的生长激素却补不了啦。

(三)熬夜易患糖尿病

据日本研究人员发现,每天平均睡眠时间不足五小时的人,患糖尿病的风险,是睡眠七小时以上人群的5.4倍。另据相关研究报道,人若一个晚上不睡觉,其胰岛素抵抗就会增加,久而久之,便会罹患糖尿病。

(四)熬夜会导致耳聋

由于睡眠不足,会使得血管处于紧张状态,而血管紧张痉挛,则会造成内耳的供血不足,从而损伤听力。

(五)熬夜可导致皮肤受损

由于人们的皮肤在晚上10点到11点,便进入了保养状态。若此时熬夜不睡,则会使得人们的内分泌与神经系统失调,从而出现皮肤干燥无光,缺乏弹性,并进而滋生暗疮、粉刺、黄褐斑、黑斑等。

（六）熬夜会导致心脏病

研究表明，人们的生物钟不受灯光和时钟的影响，也就是说，它有着自己的运行周期与规律，它不会跟随外界的因素来作出任意调整。尤其是人们的心脏，更是有着自己的作息时间：它不会因为你白天补觉或休息了，就随之改成夜间工作来配合你熬夜。如果你在它需要夜间休息的时候，却黑白颠倒地让它熬夜，它自然就会失灵了。

美国宾夕法尼亚大学研究发现，睡眠不足除了影响人的神经和行为之外，如果睡眠不足达到五天时，人的心脏功能就会减弱，并增加罹患心血管疾病的风险。

（七）熬夜会使记忆力下降

通常，人的交感神经应该是白天兴奋，夜间休息。而熬夜，则会颠倒过来，变成夜间兴奋，白天抑制了。既然你敢胆大妄为地去改变"神经"的习性，它当然就会发"神经"啦！

故而，熬夜之后，自然就会出现昏昏沉沉、无精打采、记忆力减退的症状来警告你了。此时，你若依然不知悔改，它就会让你渐生大病了。

（八）熬夜易致肠胃疾病和肥胖

日本学者栗田英男教授通过长期研究后发现，由于熬夜消耗能量，常会不由自主地加食夜餐。而熬夜常吃夜宵，则容易引发胃癌。

首先，这是因为胃黏膜的上皮细胞寿命很短，二到三天就要更新再生一次。而这更新再生的修复过程，一般是在夜间胃肠道休息时进行的。如果经常在夜间进餐，胃肠道就得不到必要的休息，其黏膜的修复也就无法顺利进行；其次，夜餐之后睡眠，又会造成胃内食物长时间的停留与胃液的大量分泌，损伤胃黏膜。两个因子合并作用，致病危险便显现了。

此外，由于夜餐后又不再运动和消耗，故而，又极易导致肥胖发生。

（九）熬夜会致生癌症

由于熬夜会导致睡眠节律的紊乱，而人体的细胞分裂多在夜间睡眠中进行，因而，熬夜则会影响细胞的正常分裂，促进癌症的发生。

据英国科学癌症研究中心研究发现，在 30 岁到 50 岁的癌症患者中，有 99.3% 的人是经常熬夜的。分析认为其患癌的原因，主要是熬夜扰乱了人们的生物钟与免疫功能，扰乱了褪黑色素的正常分泌，从而增加了罹患白血病、乳腺癌与前列腺癌的风险。

（十）熬夜损伤肝脏

通常，人们是在凌晨的1点到3点进入深度睡眠，而此时正是肝脏经络运行最为旺盛的时间，也是肝脏养护的最佳时间。若此时因为熬夜错过，则久必伤肝。

深度睡眠，又称"黄金睡眠"，睡眠的质量主要与此有关。若错过了，就再也无法补上这深度的睡眠了，并会致使免疫力下降。而免疫力低下，则又是人们生病的根本原因。其可促使人体的"杀手细胞"减少，导致感冒、胃肠道感染、过敏等疾病。

第三章 穿、住、行、玩、乐 在养生中的应用

第一节 穿

一、衣服

(一)洗涤的要点

对于新买的衣服,应该先用清水洗了之后再穿,以减少加工过程中的甲醛、染色剂、灰尘以及不洁接触等环节的污染,减少有害物质透过皮肤对人体的危害。

对于穿过的衣服,首先,应注意将内衣、内裤分开洗,以防止内裤可能残留的污物对内衣的污染。其次,是要将内衣与外衣分开洗,以防止外衣上复杂的污染传递到内衣上。推荐做法:先将外衣用洗衣粉大致地搓揉一下,再过水后与其他衣物混合洗。洗涤完成后,再多漂洗一次,以减少衣物上洗涤剂的残留。

(二)外衣不上床

穿着随身的外衣外裤回家之后，切不可直接坐、卧于床上。其原因是：你的外衣外裤，已在外面的公交车上或办公室内、酒店、浴室、歌厅、舞厅、旅馆、车站等各种复杂的环境里接触过，而这些环境的带菌程度实在是异常复杂的。有时，在你接触之先或刚刚坐下之前，其场景是非常复杂甚至是恐怖的。对此，特别不能仅用肉眼判别其外观是否肮脏。即便去的是定期消毒的场所，也不要回家就穿着外衣上床。因为，即使其消毒得十分彻底，亦还会有消毒剂的残留。

二、鞋子

新买的鞋子，不要买回来就穿。最好是先放在室外吹一些日子，以减少苯或甲醛的残留污染。若不经过处理就直接穿着，在鞋子内部合适的环境、温度与湿度条件下，会促进脚部皮肤对有害成分的吸收。日久天长，其对身体的危害不可小觑。

三、被子

每日睡觉起床之后，应及时掀开被子透气，切不可起床后即行叠被，给螨虫创造适合的生存环境；其次，要经常将被子拿到室外去吹一吹，晒一晒，拍一拍，杀灭病毒和螨虫，清除皮屑与尘埃。

第二节　住

如今,人们的居住环境已经有了很大的改善,并且人们也已不再满足于空间的变大,而更在乎追求其视觉的美感了。因此,房屋的美化装饰,则成了许多家庭的必修课。

然而,就在这居室美化的同时,也常常潜伏着巨大的环保危机。由于装饰材料的选择或使用不当等,经常会造成家庭成员罹患重病的悲剧。所以,在美化居室时,应关注以下内容:

一、装修前的材料选择

(一)石材

尽量不用天然石材,以减少氡气等辐射污染。对于飘窗台面或灶台等处的装饰,可采用不锈钢或超厚钢化玻璃等材料替代。

氡,是一种无色、无味、无法察觉的惰性气体。花岗岩、大理石等建筑材料是氡的主要来源,地质断裂带处也会有大量的氡析出。氡及其子体随空气进入人体后,或附着于气管黏膜及肺部表面,或溶进体液进入细胞组织,形成体内辐射,诱发肺癌、白血病和呼吸道病变。世界卫生组织研究表明,氡是仅次于吸烟引起肺癌的第二大致癌物质。

(二)瓷砖

应选择知名品牌的产品,并应选择经放射性检测达标的,谨防辐射危害。

(三)家具

若是购买成品的家具,则推荐选择实木的。并应在买回家之后,经常开窗吹风透气,以散尽其中的胶、漆及防虫剂等化学物质。

据广州市质监局曾经所做的调查发现,全市家具市场中,有大约40%的家具甲醛超标。

因此,对于家具的选用最好还是别怕麻烦,去选购实木,然后再请木匠制作。并慎用科技木、大芯板、复合板、密度板等一切用胶黏剂加工的板材。

(四)门、窗、墙

门,可选用铁皮材质的;窗户,可选用铝合金的;墙面,不用复合板材制作墙裙,并要慎用胶黏剂铺贴墙纸或墙布。

(五)地板

不选塑料的,慎选复合材料的。因为塑料材质的地板,会缓慢释放出其中的添加剂而危害人体；复合材料的地板，则应选择检测达标的，避免胶黏剂的污染。

相对安全的地板，则要算是实木的了。但是，若选择免漆的实木地板，则应在地板铺设之后，加强房间的通风换气，以减少其中的着色剂与杀虫剂等熏蒸药剂的残留危害。

总之，在室内装修的每一个环节，都要注意尽量减少油漆、香蕉水、丙酮、苯、胶黏剂、防腐剂、防霉剂、堵漏剂、杀虫剂、芳香剂等化学制剂的使用，并且是越少越好，不用最好。

二、装修后的入住事项

房屋装饰之后，应持续开门或开窗通风，时间越长越好。这是因为仅家具中甲醛的释放周期就需要 5~15 年。而甲醛的污染，则可引起人们的咳嗽、眼疾、皮疹及白血病。

第三节　行

一、行走式运动

这里所说的行，有两层含义：一是指行走运动，二是指旅行与旅游。前者,属于一项日常锻炼活动。这种活动的特点是没有场地、器械、时间的要求和限制,且适宜不同性别、年龄的人群,尤其是特别适合中老年人群与减肥者。由于其仅为徒手行走且不负重,故对人们关节的保养尤为合适。同时,它无需花钱又简单易行。

一般性的行走运动,宜在每次用餐 20 分钟之后进行,因为此时运动还兼具调控血糖的作用。每周应至少三到五次,每次 3 千米左右,时间至少半小时以上。运动之后,以身体微微出汗为佳。

待身体适应以后,则可进行中速或快走锻炼,时间和距离也可适当加长。而中速或快走锻炼则与慢跑、骑车、游泳等一样,属于一种有氧运动。其特点是强度不高,有一定的节奏和持续时间,吸入的氧气与需求恰好平衡,体内的氧气能够充分酵解糖分和消耗脂肪,其有调整心肺功能、促进有益激素分泌和防止骨质疏松的作用。

据首都医科大学心血管疾病研究所所长、博士生导师胡大一教授介绍,如果你每天坚持两次每分钟 120 米的快步行走,每次 20 分钟,两周即可减去半公斤体重,一年可减去 12 公斤的纯脂肪。

二、旅行与旅游

旅行,通常是指纯粹商业或公务性质的外地出差,其有着顺道旅游的性质与便利。但是,其缺陷是因有任务在身,而终归玩得不爽,不踏实,时间上也不能全满足,心情上也不能全投入。当然,其对身心的适度放松作用,自然是应该肯定的。

而旅游,通常是指那些自掏腰包,经过精心筹划与算计过的,心理上已做足了放飞准备的游玩。其养生效果自然要比商务旅行的"顺道游"好很多。其好处之一是运动了身体;二是可在饱览美景的同时,还可吸收多氧与负离子的新鲜空气;三是可开阔眼界,增长见识;四是还可常常于旅途之中,结交到一些特别的朋友;五是常有奇闻轶事相遇,收到意外收获。

更主要的是旅行之中的全身运动,还可促使机体分泌有着增进快乐、止痛、抗癌和免疫功能作用的内啡肽、多巴胺等——这或许就是一些人在经过多年的旅行之后,忽然发现自己的脂肪肝消失了,囊肿缩小了,胆囊不疼了,不再抑郁了,甚至一些疑难杂症不药而愈了的原因吧!

从形式上看,旅游分可为跟团游和自由行两大类。跟团游,常常很"享受"。其可以"享"到的是吃、住不愁,出门回店都有车,无需操心门票与讲解。与自己同等规模旅游的吃住行相比,价格通常也不贵;但其必须"受"的是经常会有大块的时间被安排在高价商店购物或充人数上,游玩的时间被大大压缩,浪费许多黄金时间和金钱。若再买回个假冒伪劣,则更是恼火。

而自由行,因出行的方式不同,又可分为徒步自由行、搭车自由行、乘车自由行、骑车自由行、骑乘结合的自由行、自驾游等。

(一)徒步自由行

是一种仅靠徒步行走抵达目的地的自由旅行。其特点是:一路绝不乘车,只是徒步行走,背包旅行。这种旅行需要一定的体能和野外生存经验,其能磨炼意志并兼具一点苦行僧色彩,一般均为专业人士的选项。

(二)搭车自由行

是一种仅依靠沿路搭乘免费顺风车的自由旅行。其优点是省钱,缺点是有潜在的安全隐患和耗时。等候搭车时,有时甚至几天也搭不上一辆顺风车。有时,运气好即使搭上了,却又常常不能直达理想的目的地。另外,车辆的舒适度也常常不能满足要求。

(三)乘车自由行

即由自己买票乘车的一种自由旅行。其优点是:这种旅行基本能达到预定目的和需求,缺点是需要仔细地算计,需要花钱。购买车票和找寻合适的住处时,十分费心费力。

（四）骑车自由行

即通过骑车而前往目的地的一种自由旅行。其优点是：可以方便地前往人迹罕至的地方，可去那些不通车船的边边角角。累了就停下来歇歇，玩够了就再接着走，十分方便。缺点是在公路上骑行，存在危险，还有就是旅行过程较累。倘若再携带大量装备或遇风雨及恶劣路况，则更是疲乏。同时，它还需要具有一定的修车技术。

此外，骑行时还要讲究一些技巧：一是要注意调整好坐垫的高度，使脚踩在脚踏上的状态，保持在一种腿能够伸开而微曲的姿势。二是骑行时速度不要太快，力度不要太大或过猛，尽量保持匀速行驶；踩踏脚踏时，要由踩、推、提、拉四个动作协调完成。三是在上坡骑行时，要尽量调到低速的省力档位，以保护膝盖的软骨组织，减少磨损，避免关节囊积液。

（五）骑乘结合的自由行

是一种骑车与乘车船等结合的自由旅行。这种旅行，规避了前述单纯乘车或骑车旅行的缺点，但却保留了各自的优点。对于那些想要随时停停走走的旅行者来说，这是一种相对完美的旅行。

这种旅行,可采用长途乘车、短途骑车的策略。携带一辆质量好、分量轻、能变速并可折叠的自行车即可上路了。

(六)自驾游

即自己驾驶机动车前往目的地的一种自由旅行。其又分为"住宾馆吃饭店的自驾游"和"自吃自住的房车游"。前者的优点是方便与舒适,缺点是费钱和吃住未必真的卫生。后者的优点是方便、省钱、踏实、真的很卫生,随时可躺下休息或坐起娱乐,且不耽误行程。缺点是床铺的豪华程度不够,空间较小。

对比了上述各种旅行的优缺点,可以发现他们共同的好处:一是在旅行之中运动了全身,途中的诸多操心事,既活动了大脑,又放开了手脚,减缓了衰老;二是美景滋养了眼睛,清新的空气和负离子沁润了心脾;三是途中结交的朋友和见闻愉悦了心情,又增长了见识和阅历;四是沿途购买的土特产还滋补了身体。

不过,一般来说,不费心思的跟团游,似乎不能归入运动系列,其正面的锻炼意义与自由行相比,也要逊色许多。

(七)自由行的窍门

出发前,首先应仔细做好旅行的规划,草拟一个"行程规划表":设计一条"去"的路线,再设计另一条返回的路线。两条路线既不能重合，又不能太绕路。同时，要考虑好两条路线分别准备停歇的站点或城市。

然后，再大致计划好交通工具的安排，综合考虑水、陆、空交通工具的性价比，再看看时间接点、转接住宿是否合适，出站点到市中心或目的地的接驳是否便捷，景点拥挤程度及车票是否好买等等。

最后，再草拟一份"出行物品装包清单"，按单备"货"与装包，以免遗漏，造成旅途之中的诸多不便。

装包备货的总要求是，所带物品要尽可能一物多用，并且是越少越轻越好。装包时，常用物品放在外层和上口，不常用的放在里层和下面。名贵物品、证件和大额现金随身放在内袋，随时需要使用的物品及零钱放在外面的口袋。

旅行途中可谨慎交友，但宜谢绝吸食对方物品和金钱来往。旅馆的选择不怕小，但需安全干净和独居。

旅行抵达目标站点后，除代表性的景点和无需门票的自然景观外，还应再去两个接地气的地方，一是当地的大型商场超市和闹市区，二是当地的农贸市场。因为只有去了这两个地方，才能买到正宗的当地土特产和实实在在的便宜货，才能真正见识到当地的风土人情和市场供应情况，发现许多在家未曾见过的稀罕之物，吃上地道的当地有名小吃，过足嘴瘾和眼瘾。

还有,规划时要尽量拉长每次旅行的时间,因为长期旅行比短期的要经济许多,二者在交通和景点的花费上是完全相同的,而区别仅在于住宿的长短和费用上。若在某地停留较久,则住宿可不用旅馆的"日租"方法,而代之以廉价的"月租"房住宿。若再加上"吃"的自理,则长期在外旅行的花销是非常便宜的。

这里仅举几个实例。笔者此前的几年旅行,均为乘车船的自由行:2008年4000元游广州、珠海、北海、南宁、株洲以及越南的芒街、下龙湾、河内、顺化、老街等十地30天;2009年5000元双飞游东莞、深圳、香港、澳门、海口、文昌、三亚等七地50天;2010年6000元游兰州、西宁、格尔木、那曲、拉萨、聂拉木、日喀则以及尼泊尔的加德满都、博卡拉、奇达旺等十地30天;2011年3500元游临沂、烟台、大连、沈阳、长春、哈尔滨、满洲里、呼伦贝尔、牙克石、根河等十地25天;2012年4800元游可可托海、北屯、喀纳斯、布尔津、乌鲁木齐、吐鲁番、哈密、敦煌、嘉峪关、银川、太原、平遥、长治、涉县、信阳等十五地30天;2014年3500元游广州、深圳、香港、澳门、珠海、湛江、三亚、昌江、陵水、崖城、保亭、海口、北海等十三地50天……以上行程内均包含住宿、交通、主要景点的费用,以及自理饮食的三餐费用。

(八)出行物品装包清单示例

1."吃"的物品

（1）用具类：小型电饭锅、可套叠的圆饭盒 3 个、盖碗、筷子 2 双（另适配一次性碗碟）、汤匙、茶杯、带啤酒扳和刨子的折叠刀、自制薄片砧板、洗碗布 2 块、抹布 2 块、小不锈钢盆 2 只、快餐盆、碱粉、笔筒型旅行餐具、牙签、多用转换插头（座）、调味品及食品箱子、可封口的塑袋、塑料垫布 3 块、自制袖珍洗洁精 2 支。

（2）家居类：杂粮、油、酱油、盐、味精、糖、酒、生姜、大蒜头、辣椒、胡椒、五香、八角、洗好晒干的海带、紫菜、香菇、木耳、干面条、榨菜、茶叶、鸡蛋。

（3）即食类：压缩饼干、花生、方便米线、即食麦片、自制的蛋糕与桃酥、自制熟鸡腿、水果、咖啡、豆浆粉、奶粉。

（4）药及保健品类：内服的抗菌素、病毒灵、APC、维生素 C/B、黄连素、息斯敏、晕海宁、多维元素片（如金施尔康等）、褪黑素片（如美康宁等）；外用的碘酒、创可贴、医用棉签、绷带、胶布、利巴韦林眼药水、红霉素眼药膏。

2."穿"的行头

（1）内衣：裤头 3 条、背心 2 件、短袖汗衫、衬衫、棉毛衫裤、羽绒衣裤内胆。

（2）外衣：运动服、休闲装、冲锋衣。

（3）杂件：运动鞋、自制两用拖鞋、厚薄袜子、帽子、口罩、纱手套、游泳裤。

3. "住"的家私

（1）洗漱：自制的毛巾、肥皂、梳子、牙膏、牙刷的洗漱套装，剃须刀、镜子、雪花膏、洗衣粉。

（2）用品：可背可拎也可拖行的大号旅行包及防雨罩、手机、掌上电脑、手表、带链的钥匙、U盘、笔筒型眼镜、电筒、头灯、打火机、哨子、望远镜、指南针、折叠剪刀、指甲剪、自制颈枕、塑料袋、卫生卷纸、面纸3包、衣架3个、S勾4个、蚊帐、双面胶与玻胶棍、风油精、橡皮筋一把、腰包及自制钱袋、小锁3个、（别）针、线、分体雨衣和伞、带把手的饭盒、储水瓶、睡袋、防潮垫、帐篷、辣椒喷雾剂、手持电台。（本项中部分为露营用品）

（3）娱乐：书报、扑克2副、渔具、沙滩布、网绳吊床、相机。

4. "行"的内容

（1）证件：照片、驾照、身份证和护照的原件及复印件、通行证、银行卡、简历、租房协议、纸、笔、地图。

（2）票款：外币、人民币与钱包、自制的零钱夹、车票、自制的车次时刻表及行程规划表。

（3）工具：自行车及车袋、钳子、扳子、袖珍套装工具、机油、补胎盒、气筒、内外胎2条、钢丝（配扳手）6根、刹线2根、刹皮4块、车包挂钩、绳子及橡皮扎带、塑料扎带、骑行头盔与眼镜、魔术头巾、坐垫套、骑行手套、前灯与尾灯、

反光条 10 片、里程码表、鞋套、裤脚夹。(本项主要为骑车自由行的装备)

备注:以上所有未标明数字的物品均为 1 件,乘车自由行的背包总重约 30 斤。

(九)运动促生的几种有益物质

1. 多巴胺

是一种由大脑分泌的神经传导物质,它可影响人们的情绪。主要负责人们的情欲、感觉,传递兴奋及快乐的信息,其也与上瘾有关。运动时,能够促进多巴胺的分泌。

2. 内啡肽

又称为"快乐荷尔蒙"或"年轻荷尔蒙",它是由人们的脑下垂体分泌的一种类似于吗啡作用的物质。它有着止痛、使人产生欣快感、消除失眠和增强免疫的功能,并有调节人们的心血管、呼吸和体温的作用。

当人们在进行跑步、游泳、骑车等有氧运动,以及唱歌和食用辣味食物时,都可以促使大脑分泌这一物质。

3. 五羟色胺

又称血清素,它是由大脑分泌的一种神经递质类物质,它参与人们的摄食、睡眠、体温和情感的调节,有治疗偏头痛、抗忧郁、调睡眠、戒瘾、减肥的作用。它大部分都存在于人们的消化道黏膜,少量存在于血液及中枢系统中。人们在咀嚼、性爱、深呼吸、行走运动、朋友聚会,或在食用肉类、鸡蛋、香蕉、大豆、菠菜、鱼油、胡桃等坚果时,都会促使血清素的分泌。

第四节 玩与乐

一、玩乐的种类

过去民间常有一种说法,叫做"吃是真功,穿是威风,玩是一场空",总觉得"玩"到最后是什么也得不到。

但是,现代人们已经逐渐认识到了玩乐的正面作用。其看似一场空,而实际潜在效益巨大,它对人们的精神健康、免疫功能、体能素质,乃至延年益寿都大有帮助。

具体说来,玩乐的种类很多,并且许多又与文体活动及爱好难以划界。具体如:

(一)安静型的

下棋、看电影、垂钓等。

(二)流动型的

逛街、看风景、旅游等。

（三）运动型的

抖空竹、打球、玩乐器等。

（四）工作型的

这一类型中,最具代表性的应该算是炒股票了。准确地说,炒股,似乎不该归入玩乐一类,因为其好像与工作的关系更为密切一些。但当下国内的许多股民,多将它看成是休闲时的一种玩乐而"玩股票"。而实际上做股票的最高境界,就应该是一种轻松玩乐的状态,故而,将其归入玩乐来讲,似无不当。

上面所述前三类玩乐的好处无需赘述,但炒股的养生做法倒是值得一提。

炒股,原本应该是只会伤身,而毫无养生可言:无论股票的涨与跌,均会使人们的血压升高,心跳加快,甚至呼吸不稳,它怎能养生呢?

但是,倘若你能找出其伤身的根由,逆向思维,再反其道而行之,则情况可能就正好相反了。

不过,要想做到既炒股又养生,还真的不太容易。首先,若在炒股之前就没有良好的心态,成天患得患失:盈,则欣喜若狂;亏,则痛不欲生。如此,自然只会伤身。如何才能做到,既炒了股票,又养生呢?关注以下五点,或许,会有些意外收获。

1. 做好准备赔钱玩

首先,在意识的层面上,先要调整心态。而调好了心态,就决定了正确的行事方式和方法。

入市前,对于股票的盈亏,倘若你能逆向思维,告诉内心,这不是去经商和做生意,而应该想着:这只是别样的一种"玩",一种知识的学习,一种能力的检验,一种借此提升自己知识层次和品位的方法……总之,要抱着一种无所谓的出世心态。

千万不要一味想着去挣钱。但是,内心真正地做好去"亏钱玩"的思想准备,倒是必需的。不过,一旦你的内心真正地历练到炉火纯青的状态时,也许挣钱的机会就近在眼前了。

2. 学一点操作方法

操作方法上,一般来讲,做股票只能拿出一小部分平时家庭不用的积蓄来做。其次是要遵循"半仓半币"的操作原则,切不可一次性全部买进或一次性全部卖出。如此,则可进可退,游刃有余:遇涨,则出货;遇跌,则投币进货。

而出货与进货均要分批进行,波段操作:前一批进的货,到达点位就出,但若其股价继续上扬,且又涨到了后一批所进之货的盈利位置,则再出后货;但是,倘若前一批货出了之后股价便下跌了,且跌至了所出之货的10%以上时,则又可以进货啦。当然,这还要综合分析大盘走势及后面几点之后,才能出手……如此反复操作,不管股市涨与跌,你都会开心和快乐,并会渐渐造就你良好的知足心态。

每至买卖的心中底线时,不管外界的风声如何,仍然进行买和卖的正常操作,切不可乱了方寸而冲动行事。出货时,坚守只赚自己有能力赚的利润;进货,只进那些价值被低估并有可能会卖得出去的货。尽量买进那些公司首脑常做慈善的股票,选择那些价格低、市盈率低、市净率低,而净资产高、未分配利润高、公积金高且盘子又不太大的品种。只要看准了这个行业未来人类社会还依然离不开,只是因为近期经济的不景气而暴跌,就毫不犹豫地出手。但是,对于股价虚高的好股票,即使它再好也别去买。

还有就是,出货时忌太贪,进货时忌太急。争取练成"别人贪婪时,我害怕;别人害怕时,我贪婪"的铮铮铁骨,赢亦不喜,亏也不悲。自然就会心情愉快,身体健康,达到养生的目的了。

通常有关股票的盈亏比例,大致是"七亏二平一人赚"。故而,你若想要挤进那"一人赚"的行列,除了需要秉持淡定的心态和掌握简单技巧外,最好再去学一点技术指标,养成杂学的爱好,学会领袖思维。

3. 学一点技术指标

了解技术指标,是为了大致清楚其技术上的总趋势,不打盲目之仗。技术上,只需掌握基本的均线与 K 线的走势,再结合 MACD 的状态及成交量,综合分析其相互的关系,判断其是相互共振还是相互背离,去伪存真,作出未来走势的基本判断。

4. 养成杂学的爱好

博览而杂学,则是要求懂得的知识越多越好。天文、地理、军事、政治、经济、医学,文理无所不通。宽阔的知识面,可融会贯通,对做盈股票非常有益。

5. 学会领袖的思维

所谓领袖思维,则是要求在思考和看待某一股票涨跌的时候,均要在这样的假设状态下来思考:假如我是这一国的元首(领袖),对于某一行业某只股票的暴跌,是否会触动于我? 我会如何思考? 这个行业是否几年后就会消失? 暴跌是否会使某些企业倒闭? 是否会使工人下岗失业,数量有多少? 是否会引起社会的不安定甚至政权的稳固? 若暴涨了呢,是否会引起资产泡沫,引发经济地震? 我是否该下令出台一些政策来引导? ……

当你想透了领袖对待此事可能的应对方法之后,你就会形成一个完整的对未来宏观形势相对准确的判断。而基于这个判断,自然你就知道应该如何操作了。

倘若能将上述的五点内容结合起来做到位,并综合分析后再出手,则胜算的几率自然就会增加。所以,做股票时,最好不要盲目跟风,去追涨杀跌。须知,领袖总是让别人跟着走的那么一种人。

另外,学习使用领袖思维看问题的方法,也可应用于日常事务的方方面面,比如:有关个人的职业发展规划,对于某个社会问题的分析,某个突发事件的应对,某场战争走向的判断,等等。如此形成一种思维习惯,其判断和分析问题的准确性则会大大提高,并常常更具远见和全局性。

如上所述,既然做股票的每一个环节都始终处在快乐状态中,能不养生么?

大家知道,当人们处于良好的情绪状态时,大脑会分泌内啡肽这一有着镇痛、抗衰老、抑制癌细胞生长和令人快乐的物质。而当处在坏情绪的状态时,体内则会分泌一些损害免疫功能甚至引发癌变的物质。

所以说,用对了方法,玩好了股票,则有益于养生。而玩不好,则会十分伤身。

二、别样的快乐

赵本山小品台词说得很是发人深思:"人死了,钱却没花完。"——怎么办呢?死而复生接着花?实在不可行。

仔细想想,其实这台词是很具开悟意义的。当然,这小品的本意并不是鼓励人们在死之前,去拼命将钱花完,它只是希望人们明白一个道理:一个人是活不了几百年的,迟早是要退场的。

　　曾经有人做过这么一个推理：猪，能吃、会睡，而人除了能吃、会睡之外，还会工作，所以就得出了这么个等式："人，就是会工作的猪。"这虽然是个玩笑，但这是在教人思考：人应该在活着的时候做一点除了吃、睡和工作以外的事情。

　　做什么呢？去玩去乐，自然应该，但有时单纯地整天去玩，也很无趣，并且也感觉不到太多发自内心的快乐。相反，经常地及时行善，却常常令人体会到真正的快乐：搀扶老人过个街，公交车上让个坐，给外地游客指个路，给抗震救灾捐点款，给失学儿童出一点资，别人有难伸把手，等等。

　　你可仔细体会一下，每当你帮助过别人之后，内心常会莫名地开心，不信你去试试看——这，便是行善之乐。

　　还有一种快乐，则是回归之乐。人，本来源自山林田野，自然是返归山林田园才能契合人的本性。就像被关在动物园里的猴子一样，虽然它们吃住无忧，但可能它们更愿意生活在自由自在的丛林里，过那种四处操心的日子。因为，那样虽然有着各种风险，但却自由随性，没有各样的规则和限制，却有着林间来回跳跃寻食的快活，还有无比新鲜的空气、宁静的环境、小鸟的鸣唱，还有陌生同伴的艳遇……一切均由自己安排，再无他人骚扰。这，就是回归自然之乐。

　　而在这一过程中心灵的放飞，形体的跳跃，以及新鲜食物与空气的滋养，能与养生无关？

第四章　运动与养生

第一节　体育锻炼与养生

记得北京体育大学的一位知名教授曾经说过一句名言："活动,活动,你若想活,就必须动。"这意思是说人要生存,就必须运动。运动,才能使人活得更长久。

当然,运动,也要有个限度。通常,专业运动员的"动",均是挑战人类体能极限的"动",故而常易致人伤残。而这里所说的则是养生意义上的"动"。

运动形式,除了前述的"行走"与旅游之外,较好的还有游泳、太极拳、垂钓等。游泳,是一项无负重的全身运动,有类似于在母体羊水之中的漂浮状态,人们的关节没有来自地球的重力压迫,尤其是对有着不可逆的退行性骨质改变的中老年人群,更为合适。不过,对于有心脑血管疾患的人群,则应慎重对待,并应注意水温、运动节奏和运动量的控制。

对于室外的冬泳运动,其只适合于有一定基础的人群锻炼,不属于广泛适用的项目。

太极拳,是一种动作舒缓并用力均匀柔和的全身运动。它与中医的阴阳学说及《易经》理论有着密切的联系,所谓"无极生太极,太极生两仪,两仪生四象,四象生八卦,八卦演万物"。并且,其运动过程又与阴阳相交汇,与运气相关联,与太极互牵引。若锻炼时,再将气功的意识训练融入其中,则效果更好。

垂钓,也是一项动静相兼、老少皆宜的运动。垂钓时,心中少有挂碍,仅有一念尚存,即渴盼鱼儿快快咬钩。钓鱼之乐,不在吃鱼,而在于鱼儿瞬间出水时那无以言表的快乐。它有着清除烦恼、荡涤心灵的妙用,并常可在不知不觉中治愈顽固的失眠、忧郁等疾患。

第二节　休闲小动作在养生中的应用

一、有空常提肛

当你在等人、等车或闲来无事的时候,甚至在任何场合,均可悄无声息地做做这一隐秘的保健动作。其有着防治痔疮、肛裂,以及提升中气的辅助作用。但是,不可急功近利,期望几天就见神效。具体做法是,用力收缩肛门与生殖器之间的区域,即会阴穴部位。收缩之后,再放松开来,动作不急不躁,如此一收一松,反复多次,有空就做。

二、有空常转手

方法是将两臂前伸掌心向下,手指自然伸展,沉肩坠肘。吸气时,两手按照从小指、无名指、中指、食指到拇指的顺序,向着掌心屈曲,并同时以手腕为轴向外向上翻转。同时,再按照从拇指到食指、中指、无名指、小指的顺序舒开五指,变成掌心向上。

呼气时,两手仍按照从小指、无名指、中指、食指到拇指的顺序,向着掌心屈曲,并同时以手腕为轴向内向下翻转。同时,再按照从拇指到食指、中指、无名指、小指的顺序舒开五指,再变成掌心向下。

如此操作,反复多次。其作用是:通过双手十指的转动,来牵动上肢的手三阴和手三阳经络及其相关穴位,从而调理心肺与大小肠的功能。

三、有空常转脚

两手叉于腰间或扶于支撑物上,将一只脚抬离地面,以脚腕为轴,做旋转运动。吸气时,脚尖向上、向外旋转其上半圈;呼气时,脚尖向下、向内旋转其下半圈。一次呼吸转动一圈。

转完几圈之后,再按同样方法逆向旋转几圈。然后再换脚操作。其作用是:通过双脚的转动,来牵动下肢的足三阴和足三阳经络及其相关穴位。通过呼吸与旋转节律的配合,促使足三阴和足三阳之气,一升一降,阴阳转换,调理肝胆、脾胃以及肾与膀胱的功能。同时,它还可预防因长时间乘坐车船等引起的下肢血管的栓塞。

四、单双杠常玩

这一动作的具体做法后文再予详述,其机理是:借助于地球的引力,使颈部以下的关节,被身体的自重向下拉开。其既可以放松全身关节,又可以对腰椎疾病起着辅助治疗作用,尤其是对脊椎间歇变窄或增生的病变,更为有益。(参见第八章第二节)

五、经常挠挠头

中医认为,"头为诸阳之会",这意思是说人的头部,是手三阳与足三阳经络的汇总之处,意在说其重要。故而,经常挠头,则可刺激大脑,减缓衰老与老年痴呆发生的进程。方法是将五指张开,然后再弯曲成耙子形状,直接在头部像挠痒痒似的依次抓挠。此法也可利用梳子代替手指操作。

六、经常踮踮脚

当人们排队购物或等候公交时,可保持身体自然站立,做做脚跟离地和脚尖踮起的动作,反复多次。它的作用是可以活动下肢经络,调整脏腑,锻炼小腿肌腱与身体的平衡能力。

七、每天擦擦脸

每日临睡前或起床洗漱后,经常擦擦脸。其方法是:用双手手指的指腹或手掌部位,来回抚擦脸部,尤其是抚擦脸部容易生皱纹的眼角、嘴角、额头、鼻翼、双眼与眼袋部位,反复抚擦数次。其可减少感冒和延缓面部皮肤的老化进程。(参见第八章第二节)

八、经常擦耳轮

闲来无事之时,可经常擦擦耳轮。其方法是:双手握成空心拳形状,用双手的拇指与食指轻夹耳轮,自上而下夹着摩擦,反复多次。由于人耳上分布着与全身相关的许多穴点,故而,摩擦耳轮有调节全身功能的作用。

第三节 工作中的活动与主动锻炼的区别

学过气功的人都知道,气功的锻炼效果常常是很微妙的。而气功锻炼中最重要的一点就是要求有良性意识活动的参与,并且它还直接关系到锻炼效果的好坏。

有人说,我成天家务事忙个不停,整天工作不停,我还需要什么运动和锻炼?言外之意,他每天都在运动和锻炼。

但是,请你静静地想一想,当你经过上面的那种"忙"或"动"过之后,你是否还会经常觉着累,觉得焦躁,或者觉着心里不太舒服?

答案应该是肯定的。为什么呢?那是因为工作或家务形式的"动",是在一种焦急、紧张或并不怎么愉悦的情绪状态下完成的。这或许就是为什么有些人整天做工作忙家务,在不停地"动",但却仍然经常生病的原因吧。

然后,再请你想一想,你每次经过锻炼之后的"动",是否也是这样的感受呢?——好像大多都是一身轻松、舒爽、愉快的感觉吧!并且,经过这种"动"了之后却不累。这又是为什么呢?

虽然,人们工作时,也会有体力、脑力和意识活动的参与。但是,大多数的意识活动的性质最多只能算是中性的,即内在的意识活动既不高兴,也说不上不高兴。

而持这种中性意识工作的人们,大多只是为钱而"动",或者只是为了完成任务早点回家而"动",为了敷衍那八个小时而"动"。

即便有一些人因酷爱其工作,有一定的良性意识参与,但其良性意识活动,常常也是伴随着渴望成功的紧张,以及对可能失败的担心的。这种良性意识,实际上是常常处在一种应激状态之下的,它与锻炼时运动中的放松状态,是大有区别的。

而锻炼时的运动,时间是预先做好安排的,内容是人们事先设定好的,是在人们身体十分放松的状态下进行的,是在心情持续愉悦的情况下完成的。其运动量和运动长度均是预先恰当控制的,运动是主动进行的……而这一切都是工作中的"活动"所不具备的。所以,工作中的"动",充其量只能算是"活动"。它绝不是,也绝不能够等同于锻炼时的"运动"。

另外,关于锻炼的内容,要因人而异,做出恰当的选择。对于年轻人,可选择偏重于一些耐力、肌肉与力量型的锻炼,如篮球、羽毛球、网球、单杠、长跑、登山等。老年人则应考虑自身的健康许可,考虑其骨骼的自然退化以及血管的脆性增大等因素,选择一些动作柔和但活动又很充分的运动,如太极拳、中速行走、缓慢的游泳、低强度的乒乓球等等。而在性别上,女性宜选择柔和适中的,男性可偏重于力量型的锻炼。

第五章　个人爱好、习惯与养生

第一节　爱好

一、种菜

（一）种菜的益处

养花难,种菜易。种菜之乐在于其粗犷和容易打理。同时,它又比养花多一份果实,少一些娇气。不过,要想将菜真正种好也不容易。此处所说的种菜,专指不以维持生计为目的,而仅供自娱和自己食用的一种活动。

种菜时,每日的浇水、除草、施肥和治虫工作,实在是一项负荷足够的身心锻炼。

在蔬菜的生长季节,每日前去欣赏查看,均能发现它与昨日的不同,生长的惊喜和兴奋,实在是妙不可言。

而当蔬菜成熟之时,又得一份收获之喜。最后,当其烹调上桌的时候,享用一桌不施农药和化肥并看着它长大的健康菜肴,真的是名副其实地从农田到餐桌的新鲜。然后,再馈赠一些给亲友,又获得一份感谢与分享的快乐……这是一项包含多少快乐的锻炼呀！岂与养生无益？

（二）种菜的要点

种菜前，首先，应根据自己院落的特点，草拟一份"土地利用规划图"。规划时，每一品种的蔬菜，面积不要过大。在有限的土地面积内，要安排尽量多的品种，以期"百花齐放"，花样繁多，餐桌菜品日日换。

其次，要将不同品种蔬菜的种植时间，用书面的形式记录下来，以便不误农时。

肥料，可将各种不含盐碱的废弃汤饭，以及粮食、果蔬下脚、家禽杂碎等，废物利用，收集于桶内，再置于田边发酵腐熟。也可购买豆饼，或去批发市场购买廉价的黄豆，发酵后用作肥料。

治虫，决不使用任何农药，要以捕捉为主，土法治虫为辅。土法治虫，如使用淡盐水、食醋、辣椒粉、胡椒粉等刺激性物质喷洒的方法。

（三）苏北地区蔬菜种植时令表

3月份：大蒜、葱、菠菜、茼蒿、苯菜、药芹、生菜、土豆、辣椒、茄子、木耳菜、香菜、菊花头、瓜类育苗、莴苣移栽。

4月初：韭菜、空心菜、玉米、芋头、魔芋、苦瓜、刀豆、

豇豆。(此时,大多数的瓜类、叶类、豆类蔬菜均已适合种植)

5月份:紫苋菜、香菜、山芋、芝麻、花生。

6月份:紫苋菜、豇豆。

7月份:青苋菜。

8月份:香菜、早莴苣、大蒜。

9月份:青菜薹、早熟紫菜薹、茼蒿、菠菜、紫苋菜、小青菜、萝卜、雪菜、香菜、生菜、大白菜、大叶安豆。

10月份:冬莴苣、小叶安豆、晚熟紫菜薹、油麦菜、荠菜、榨菜、秧草。

11月份:蚕豆、生菜、小青菜移栽。

二、养花

养花过程中的浇水、施肥,以及防冻防晒等搬运工作,属于一种愉悦状态下的主动锻炼,它不同于工作之中的"活动"。其调节心情又健身,非常有益于身、心的健康。只是需要注意选择一些无害的花卉来养。

三、养宠物

在饲养宠物的过程中,人们常能在与宠物的互动中,体会到一种返璞归真、重回童年、回归自然的感觉。而在给宠物洗理、喂食、遛弯时,既活动了身体,又可体会到别样的亲情。只是在选养宠物时,要注意了解不同宠物的习性,趋利避害,做好卫生防疫工作。在与其近距离接触时,应勤洗手和戴口罩,减少微尘和过敏源的危害。有条件时可使用一些净化设施,如"宜悦"空气净化机等,对室内空气做一些净化,则更为稳妥。

四、放风筝

这一活动需要人们做出仰头、拖线、极目眺望,甚至奔跑等动作。成年人将这一游戏引申作为娱乐锻炼项目,非常有益。它能使人在这种玩乐中忘了年龄和身份,有恍惚间时光倒错的感觉,有重回孩提时代的兴奋。而这种感觉,对人们的身、心健康也是极为有利的。同时,对缓解颈椎疾病、调节视力和增加氧气的摄入,均有一定效果。

五、抖空竹

这是一项需要人们的上下肢、躯干、眼、脑等全身协同配合的运动。其能练脑、练眼,增强心肺功能,并能增强手、眼、脑的协调能力。其强度适中而又能活动全身。

六、唱歌与跳舞

这种运动最大的特点是能在优美音乐的衬托下优雅地运动。它常能使人处于自我陶醉而极度愉快的情绪状态中。尤其是在唱歌时，可促进快乐激素内啡肽的分泌，有治疗忧郁等负面情绪疾病的功效，并可使人易于交往，心态年轻，减缓衰老。

七、其他

行走、旅游、游泳、垂钓、骑单车、玩乐器、练气功、踢毽子、练太极拳、打乒乓球等，都是很不错的运动和爱好。只是要注意因人而异，循序渐进，舒适为度。

第二节　习惯

实际上，许多环保习惯，也对养生有益：不乱扔垃圾，则环境卫生；环境卫生，则人类健康；人类健康，则自然会包含你我及其家人朋友的健康。废物利用，则减少污染；减少污染，则人类健康。少用一张纸，少用一个塑料袋，多走路，少开车，省了资源，又养生；不放爆竹，不吸烟，雾霾天气也会少……总之，一切与环境友好的习惯，都于养生和健康有益。

那么，不良习惯的危害又怎样呢？这里先说两点吧。

一、不良习惯会"制造"PM2.5

当前，PM2.5 导致过敏、哮喘、肺癌和白血病等疾病的危害，已为社会精英阶层所认识，但大众普及程度依然不够。PM2.5，又称"细颗粒物"，即直径 ≤ 2.5 微米的细微颗粒，它悬浮在空气中，肉眼看不见，但其成分异常复杂，是构成雾霾天气的主要来源。而构成 PM2.5 的许多因子，常常又是人们的不良习惯"制造"的，比如：

（一）开车时产生的尾气和轮胎磨损的细颗粒及复杂扬尘、刹车时锑金属磨损后的细颗粒——本项是我国一般性城市雾霾污染的主要来源；

（二）未密闭存放垃圾的复杂尘埃、垃圾焚烧的剧毒烟尘；

（三）燃料燃烧的尘埃、烹调油雾的细颗粒、烧烤油烟的细颗粒；

（四）香烟烟雾、燃放烟花爆竹的烟尘；

（五）农业与林业生产等用药的细颗粒；

（六）燃烧秸秆的烟尘。

除此之外，PM2.5 的来源还有：企业排放的复杂废气尘埃、企业内部散布（可缓慢外泄）的有害细颗粒——本项是工业化城市雾霾污染的主要来源；灾害事故的复杂尘埃；机动船舶和列车及航空器等运行排放的细颗粒；（病）人与动物的飞沫、排气及皮毛细颗粒；银行出纳点钞的带菌尘埃；植物花粉与孢子的细颗粒……

由于 PM2.5 具有肉眼不易察觉的特点，其危害极为隐秘而又深远。加之，它危害人们身体的恶果，要在多年以后才会显现，常会使得人们麻痹大意，具有一定的迷惑性。所以，防控它的危害就格外需要毅力、耐心和细心，同时更需改掉一些不良习惯，控制污染产生的源头。此外，适当采取一些防护措施也是必不可少的：在户外繁华地带活动时，若条件允许，可佩戴 N95 口罩来减少一些 PM2.5 的吸入；在车、船等内部时，则可定期净化空气或视不同情况交替开、关窗户；在办公室或住宅内部时，可配备一些空气净化设施，对室内空气做一些净化，则可有效减少 PM2.5 及甲醛、苯、病菌等有害物质的吸入，其相比那种仅靠关闭窗户来减少雾霾"入侵"的做法，要更科学些。因为窗户总关着，新鲜的含氧空气从哪儿来呢，室内的 PM2.5、二氧化碳等有害物质，又如何能排出去呢？

二、不良习惯会引发白血病

随着人们生活水平的提高，一些家庭配备了汽车，并且一出门就开车几乎成了一种习惯，它极大地方便了人们的生活与工作。但其负面效果却是，减少了人们的运动时间，促进了体重的增长与"三高"的形成，而更为重要的则是它所产生的有毒尾气，极大地污染了空气。试想，倘若人们赖以生存的空气环境对身体有害,那么,再多的养生方法又有什么用呢?

大家知道,机动车的尾气污染、蔬菜的残留农药和塑料垃圾等焚烧而生的二噁英烟气,是导致白血病的主要因素。当然,房屋和汽车内装饰的苯与甲醛的污染,也是白血病的重要致病因子。

机动车尾气中的有毒气体及未燃尽的细微油粒,大都是粒径小于 2.5 微米的极细微的颗粒物,当它们被人们吸入后,约有 65% 的微粒,会被呼吸道拦截。但是,有 35% 的微粒则会滞留在肺泡,并会无所阻碍地进入血液,循环至全身各部,于是便出现了在过去罕见的怪病,而在今天却是常见病的情景。

蔬菜农药的习惯性滥用与残留的危害,前文已经述及。而垃圾焚烧之后产生的二噁英烟气,污染大气后还可在畜、禽、鱼以及贝类等体内蓄积。然后,再被食物链顶端的人类食用后,进入人体蓄积,并进而成为致生白血病的重要因子。

研究表明,目前我国每年都会新增 40000 名白血病患者,而这一数字中有一半是儿童。这是由于机动车尾气污染的富集区域,恰好就在儿童的呼吸带,同时,也因为儿童属于易感人群。

白血病初始发病时有四个特点,即"血、热、肿、痛"。

也就是说它常有贫血或出血现象,有低烧发生,有肝脾或淋巴肿大,有胸部等骨关节的疼痛。一旦发现有类似症状,应立即就医。

有关白血病的治疗,通常是很艰难的,并且是一般家庭所不能承受的。一般来讲,其治疗费用大都需要几十万元。其较为根本的治疗方法则是造血干细胞的移植,但其也有诸多局限:一是获取相同的配型异常困难;二是手术费用十分昂贵;三是手术风险也较高。

即使一切条件具备且手术也很成功,患者也还有再次复发的可能。此外,患者通常还需数月甚至长期服用抗排异药物,并且只有平安度过几年的"生存考验期",方才能够稍稍放下心来。

故而,对于白血病最好的预防方法,就是从你我做起:一是要少开汽车;二是买回的蔬菜要做一些预处理,或种植时不用农药;三是减少塑料袋的用量及其垃圾的焚烧;四是再逐渐改掉一些其他的不良习惯,从而减少对环境的污染,进而减少白血病的发生。

第六章 日常洗漱起居与保养

第一节 洗漱与起居要点

一、口要常漱

一是在每次用牙膏刷牙之后,应多用温水漱漱口,减少一些牙膏中二甘醇等残留。因为,若皮肤长期接触二甘醇,会引起瘙痒、皮疹及全身性中毒。若不慎食入二甘醇,则可致人恶心、呕吐、精神错乱及严重的肝肾损害。美国、加拿大、日本等国,已先后禁止该类牙膏在本国的销售;二是每次吃完食物之后,要常用温开水漱一漱,以清除口内残留的食物,保持牙齿和口腔的持久健康。同时,经常漱口还有防止其他疾病的作用。

二、肛要常洗

便后,尤其是便溺不尽之时,或本来就有肛裂与痔疮疾患的人,更应注意常洗,以减少发病或延缓发病的进程。

三、脚要常泡

尤其是在冬季,用热水泡脚可促进下肢血液回心,促进全身血液的循环,增强抗病能力。同时,热水泡脚还对排出初起的风寒有效。泡脚时,要泡到感觉腰部发热,额头微微出汗效果最好,并宜在用餐一小时后进行,时间尽量控制在半小时左右,但糖尿病人应谨慎操作。

四、美发要点

慎用公共美发场所的剃刀和毛巾。因为其为多人共用,使用频繁又消毒欠佳,故而,它们最易成为如艾滋病、红眼病、皮肤病、肝炎、肺结核、流感等传染性疾病的传染源。

另外,尽量少做染发和烫发,不要为了风度而失去了健康。因为在某些染烫发的过程中用到的一些化学药剂,可能会引起淋巴癌、骨髓癌、白血病、再生障碍性贫血等疾病。

五、美容美肤

美容"工程"要慎做,因为外装修,常会出现工程失败甚至毁容的情况。而有些美肤中的漂白程序,通常会使用化学试剂苯酚来完成,其有着致癌作用。而日常的许多食物便有美容护肤作用,如红薯、香菇、西瓜皮等。

六、洗澡要点

倘若有着每天洗澡的习惯,则不要每次都擦肥皂。因为每日均以肥皂清洗,会使得人体皮肤表面的油脂层不断地被清除,破坏皮肤的天然防护屏障。

另外,饱腹与空腹均不要去泡澡,特别是去公共浴池泡澡时,更应注意。

饱餐后洗澡,一方面肠胃消化需要氧气与血液的支持;而另一方面,热水泡澡后又会使人体表面血管扩张,循环加快,体表的血液与氧气的需求增大。此时就会出现两方面都去争抢血液的局面,其结果自然就会出现消化系统的血氧空虚,日久便会致生疾病。

而空腹洗澡,则因胃内缺乏养料,而体表血液循环加快又急需后续养料的支持,如此的双重粮草空虚,则会出现"晕池"现象,其自然也与养生理念相悖。

此外,男性在公共浴池泡澡时,要自带毛巾且不可放入大池内,并不要在大池内洗头、洗脸。洗浴完毕出池后,应立即去淋浴冲洗干净,并随即排尿一次,冲去可能隐藏在尿道口的"不祥"之物。因为男性公共浴室大池的水实在是太复杂了。

七、洗涤剂的选用

洗发与洗澡,尽量使用成分简单的香皂,少用名目繁多的洗发液、沐浴液。因为一些洗发液、沐浴液中的添加剂也实在是太多，太吓人。

虽然，这些添加剂不是直接从嘴里吃进身体，但是头发和皮肤的常年吸收也是需要注意的。

据香港一家研究机构检验发现，一些知名品牌的洗发水中，竟然都含有致癌的二恶烷。并且，一些一线品牌的洗发液，也爆出了含有二恶烷。此外，洗发液中的去屑成分吡啶硫酮锌，即 ZPT 因子，有抑制皮脂腺分泌头屑的作用，但是其却具有毒性；还有，洗发液中的另一种可使头发产生柔顺质感的硅油成分，又有可致脱发或致生毛囊炎的风险。

其实，人的头发本不该那么特别的爽滑，但是，一旦用了那些洗发液之后，头发就会变得异常地滑爽，什么原因呢？自然是那些化学药剂的功劳啦。

而且，更奇怪的是用了这些洗发液之后，若再去改用肥皂洗头，则会感觉异乎寻常地涩，觉得不习惯、不舒服。

但是，你若较有决心和毅力，与它对抗到底，坚持使用肥皂再洗下去，这种洗发液也就"投降"了，涩的感觉就荡然无存了，又可感到肥皂洗出来的滑溜了。

八、防蚊要点

夏季，居家避蚊的最佳方法是在卧室内支挂蚊帐。使用蚊香、电蚊香片、灭蚊剂等灭蚊方法，并不是惟有蚊子中枪。只是由于人的体积较大，较为顽强，一时半会儿还扛得住，并且还时常感觉良好而已。甚至许多年之后，一些人生了疑难杂症，他们也从未想到过有这么个可疑的原因。其实，用蚊帐防蚊既有利于身体，又省钱环保。

此外，也可以借助一些植物来辅助驱蚊，如薰衣草、天竺葵、七里香、食虫草、猪笼草、除虫菊、驱蚊草、樟树、桉树等。但是，有哮喘、过敏的人群及有毒的植物，均不宜选择。

第二节　两性生活与养生

一、改变性观念

在中国家庭里，受传统文化的影响，基本都回避"性"的话题，似有羞于提及的心理，并且这还是一个普遍现象。虽然，现在的中学课程常会涉及部分内容，但其大多遮遮掩掩，绕开核心内容。

潜意识中，人们常将两性生活视为"见不得人"，并进而联想到"羞耻、偷偷摸摸"，甚至与"低级下流"等词汇相联系。

故而,当中国家庭的子女成婚之时,鲜有父母将这类知识,像讲解日常生活知识那样,大大方方地传授给子女的。

但问题是,人类的后代又大多不能像野外的其他动物那样,当它们的父母或同类交配时,可以有机会观摩或学习。因此,即将成婚的中国子女们,只能是凭着一点天生的本能,以及从媒体或网络获得的百家争"鸣"的东西,无师自通了。

当然,这"鬼鬼祟祟"零碎学来的东西,其中自然会有许多讹误之处。而仅靠无师自通又学习不透,甚至还会闹出许多骇人听闻的笑话。如男生以生殖器与女生的肚脐、尿道口、肛门相交等等。这看似笑话,其实这在不孕不育门诊的病例中是不算新闻的。

其实,两性生活,是人们日常生活中必不可少的内容之一。工作、休息,能给人以愉悦。而性的接触,爱的交流,也能给人们带来无限的快乐,甚至还能辅助治疗某些疑难疾病。

实际上,人们对于工作和性,都是不可或缺的。惟有工作,才能挣钱养家,支撑日常生活与性爱。而惟有性爱的恰当存在,才有了人类始终不灭的今天。倘若缺失了两性生活,人们如何再能延续?为了人们的存续和正确地享受这一快乐,就应该在恰当的时候,将正确的性爱知识传授给下一代。

二、一般性知识

（一）健康常识

同房时，男性不要刻意追求其勃起时间的过度长久，否则，会导致其过度充血而影响前列腺的健康。同时，也不宜盲目使用壮阳药物来助力。

（二）清洁要点

一是男子性器要常洗。房事之前，男性生殖器切记要洗，以关爱妻子。

由于男性的生理特点，其排尿时需要用手接触外生殖器。但是，少有男性会注意到，在排尿之前，自己的手曾做过了什么，常常是不假思索地随手就来。于是，脏手就污染了自己，同房又污染了妻子。加之，又鲜有男性在排尿之前洗手的，而在排尿之后洗手的倒是常见。因此，同房之前，男子洗洗自己的生殖器非常重要。

二是男子性事以后，不要采用立即排尿来清洁尿道的方法，因为这会给尿道带来不适刺激。女子则与此相反，其则有利于阴部的清洁。此外，男子性事以后，也不要用冷水清洗外生殖器，传统说法其会伤身。

（三）频率适当

性事不宜太频。年轻人以每周三到四次为宜,切不可一日数次,纵欲无度,伤害身体。

年长者,应根据自身体质情况而酌减,但不可以老而无性。倘若人们长期停止有规律的性生活,则会导致其睾丸和卵巢的萎缩,以及脑垂体促性腺功能和免疫功能的下降,激素分泌减少,提前启动人体的"老化"基因,从而加速人们的衰老。所以,想要永葆年轻,则应有规律地保持性的持续活跃。

（四）适度保养

男性在每次性事之后,可服用一粒多维元素片,补充损耗。

（五）适时控制

男性在感冒不适时,应少做或不做性事。因为男性在性事活动中,除了要有体力的消耗外,还有着内含养分的体液的付出。而这两方面的付出,都于疾病的康复不利。

由于人在生病之时,身体正进行着正、反能量的激烈交锋,若此时进行性事,无疑是给正面能量拆台,常会使得相关症状或疾病加重。

倘能做好以上几点,往小处说,它可以有效地保护男性的前列腺不致提早发病,女性不致提前衰老。往大处说,则是有益健康,使你持久快乐,青春永驻。

第三节 每日饮食起居的安排示例

一、早晨

(一)清晨睡醒之后,应睁眼稍稍赖床休息5分钟,6点半左右起床。

(二)起床后,用冷水洗脸,温水刷牙。随后饮水一杯,再抖动全身,然后如厕(卯时:大肠经旺盛,排废正当其时)。

(三)接着园艺活动或晨练20分钟。

(四)7点左右吃早餐,内容可于小米粥、紫薯粥、南瓜粥、芋头粥、山药红枣粥、多味营养羹中任选一种,以核桃仁佐餐。餐后加饮牛奶一杯(养胃,补钙)。

(五)早餐后约半小时,稍做一些轻微的小活动,然后,开始上午的工作(活胰岛,降血糖)。

二、中午

(一)12点左右吃午餐,内容为一荤一素,但配菜品种稍多。餐后加饮约 50 毫升干红葡萄酒(清理血管自由基)。

(二)午餐后约半小时,再稍做一些轻微的小活动。然后,午休半小时左右(午时:心经旺盛,养心)。

(三)午休后吃一只水果及一把坚果,然后开始下午工作。

三、晚间

(一)7 点左右吃晚餐,数量稍减,略微清淡。

(二)晚餐后约半小时,再稍做一些轻微的小活动,然后进入文艺、阅读、交际等机动时间。

(三)8 点左右喝酸奶或鲜奶一瓶。稍稍休息后中速步行 5000 步左右(约 3 千米),至身体微微发热。然后再饮水一杯(储备夜间的钙质与水分需求)。

(四)11 点之前就寝(子时:23 点至 1 点,为胆经运行时辰)。

备注:上述起居安排仅供参考。不同季节与人群,均可有所不同。

第七章 生、老、病、死与养生之道

第一节 生与死

一、辨明本质

一般来讲,人们大多只愿意谈"生"而避讳说"死",并且也恐惧死亡。这是人之常情。因为人们初来世上的"生"之感觉,由于年幼未能记忆,而无所知觉其是否痛苦。但当人们年老将"去"之时,已尝过世间许多痛苦并深知其味道的不好,但惟有死亡的味道未曾领略,对于"死"之痛苦的程度一无所知。加之,前人又曾留下过许多"脍炙人口"且活灵活现的鬼怪故事,又使人们不知未来该如何应对才是,这恐惧,实在是挥之不去。

还有,就是人们至今也未曾真正有过死而复生的体验。故而,人们对于离开这个世界的恐怖一直无法排解。究竟何时人们才能摆脱这种恐怖,实在很难预测。

不过,在一些宗教盛行的国度里,人们却常常是带着平静的心情,在非常自然的状态下去迎接死亡的。他们仿佛在"死"的问题上显得很洒脱,似乎是"活得快乐,死亦不悲",很是令人称奇。

2010年,笔者曾前往尼泊尔帕斯帕提纳神庙的露天焚尸台进行过考察。在当地,当亲人逝世以后,家人会将逝者运抵河边,聘请火工师傅,履行简单的仪式之后,便架柴布油,点火焚尸。

然后,亲人们便随意地站在一旁,目睹逝者在熊熊大火之中燃烧。其间,竟丝毫不见他们有一点伤心与难受。相反,他们倒是举止如常,就像死亡未曾发生一样,仿佛是去迎接新生一般……

虽然,笔者对其习俗无所研究,但其令人意外的场景和亲人的正面情绪,着实令人惊奇与佩服:伴随着刺鼻的味道,周围的人们并无任何避嫌,也无一丁点的忌讳与厌恶情绪,仿佛他们只是在做着一件极为自然平常的事,没有人觉着奇怪,没有人觉着可怜,没有人感到惋惜,也没有人有所后悔,更没有人痛不欲生……

当逝者的尸骨烧尽之后,骨灰便被推进河中,顺流而下,回归自然。

然而,就在那不太宽阔的河对岸,伴随着尸体焚烧的同时,却有着许多男人、妇女悠闲地用那河水,清洗着身体和祈福,一旁还有一些孩子在欢快地戏水、玩耍。

在焚尸台的这一边,则还有几个少年,在水里上下翻腾,打捞着散落在河里的珠宝首饰……

这一幕真的令人震撼!笔者怀着崇敬的心情还特地拍下了一段珍贵的视频。不过,据说此种场景虽然宁静自然,但他们是不愿意外人靠近打搅的。

……

其实,任何生物的生与死,本来就是紧密相连的:每一个人在出生的第一秒钟,其实也就是他迈向死亡的第一秒钟。

若粗略以人的平均寿命活到80岁计算,人们从懵懂的婴儿呱呱落地,直到衰老的末日,总共也就只能存活大约70万个小时,即25亿秒钟。若除去其中占2/3的学习、工作与睡眠的时间,人们可自由支配的时间大约也就27年,也即23万个小时,大约8亿秒钟。人们在这有限的"秒"数内,即使一秒钟去数一个中国人,一生都数不完……

人的一生时间长么?实在是不长!人们真的是过一秒则少一秒,并永远不会再回来。在人生这有限的七八十年生存长度内,每一个人有一个开始,也必定有一个结局。在开始与结局之间,就是人们一生的生活道路:

在这条路上,有人默默无为了"一路";有人愤世嫉俗了一生；有人在这儿捞了一把，又在那儿又赚了一笔，忙碌了一路；还有人是因罪入狱"进去"了几年……

但是，他们都从来没有在迈向死亡的道路上停滞不前过。区别只是：有的人在一路向前勇敢地走着，一路却什么都不做；有的人一路都在忙于钻营；有的人一路纠结；有的人设法将别人兜里的钱向自己兜里多装了一些而已……

人们在这"路"上的所有举动，目的只有一个，就是设法挣钱，就是希望"一路"之上，比别人吃得高档一点，穿得时髦一点，住得宽敞一些，玩得潇洒一点……

但是，应该清楚，若是人们只是一味地拼命挣钱，甚至是带着原罪的状态，拥有了过度的财富。那么，有关这用不完的钱财的处理，则会出现两种情况：一是他可以在他的"结局"来临之前，胡吃海喝，用光所有的钱财；二是慷慨地留下，不再"带走"。其结果是，对于前者，要么会因为不加节制的吃喝而提前生出讨厌的毛病，要么会因为其对环境资源的肆意浪费而遭天谴。

而对于后者"留下"财富的做法，则有着"情愿与不情愿"之分。

其情愿留下财富的人则又分两种：一种是情愿留给子女——但其常会育出好逸恶劳的败家子。林则徐曾说过："子孙若如我，留钱做什么？贤而多财，则损其志。子孙不如我，留钱做什么？愚而多财，益增其过。"民间常说的"好不过三代"，说的就是这种情况。

另一种情愿留下财富的人，则是将财富还给社会，给后世留下美好的缅怀与记忆，换了个虚名声，但却不曾害了自己的孩子。不过，施财行善，心中时常快乐，倒是有益于他的健康和长寿。

而那些不情愿留下财富却奢侈花费的人，实在是一些不够聪明的人，因为那些终归是带不走的。须知，一个人即使再富有，每天最多也只能吃上三顿饭；晚上，即使家中床铺再多，也只能睡一张。这就如古代帝王的陪葬品一样，看似被其带入了阴间地下，但经年之后，仍会被后起之"秀"掘出换钱，重新寻找新主人，岂不悲哉？

人，其实只是世间财产的临时保管员，无论他活多久，离别时，他都得松手，放下手里拿着的一切。这或许也正是大自然的天"道"，因为你"生"不曾带来一针一线，所以"死"的时候，老天也自然不会让你带走半个硬币。这或许就是上苍在"死"的问题上，给予穷人与富人的一种公平对待吧。

二、传宗接代

传宗接代的生育观念实在是要改变。假如传宗接代真的是由男性决定的话，再假如每家都只生男儿不生女孩的话,以后国人还会存在吗?

再说,若男女双方均非单传,我国的现行政策依然只是倡导生育一个,即便你这一代生了个男孩,算是传了宗,接了代。那么,下一代你还能保证是男孩吗?下下一代呢?——你又拿什么来保证呢?

第二节　老与病

一、延缓衰老的五要素

"老"字,也是不太讨人们喜欢的一个字,因为它常给人一种离死亡越来越近的感觉,人们也很忌讳它。实际上这也反映了人们渴望长生不老,内心惧怕那"无言结局"来临的一种心态。但是,衰老又是一个自然规律,任何人又都躲不过,绕不开。

长生药没有,不老药也仅是传说。不过,延缓或推迟衰老,倒确有规律可循。当然,这又给许多生意之人带来了商机。但这追求长生不老的想法,对于那买方来讲,则常常是去了金钱,却没有见着年轻回来。不过,经常关注以下几点,或许会有一些意外收获:

（一）意识要年轻

首先,要想真正保持年轻,无论自己已经多大年纪,都该经常做做"老顽童",应该在精神层面常保一颗年轻的童真之心。俗话说,心有多老,人就有多老。

从哲学层面上来讲,虽然经济基础和物质(肉体),决定着上层建筑与意识活动。但上层建筑与意识活动,也会反作用于经济基础和物质(肉体),并且这种反作用常常是不可估量的。

这里再说一个故事,笔者曾经读过前苏联的一本《心理学》的著作,书中记述了一些虔诚的基督徒祈祷的故事。讲述的是由于他们在祈祷的时候,经常想着基督受难双手被钉在十字架上的情景。

虔诚的基督徒们日久天长,如此地意念不断。经年之后,他们自己的双手竟然也出现了两个洞……

当时,在我读到这里的时候,只是觉着这种现象很是神奇,并未发现什么其他特别之处,但而今却有些犹豫:这是不是那意识反作用于形体物质的真实表现呢？

（二）要放对痛苦

心态平和坦然,主动积极,乐观向上,对于延缓衰老乃至疾病的转归都至关重要。

比如:若某人不幸罹患了癌症,于是就整天地沉浸在消极、悲观与绝望的情绪之中……如此,则会加速疾病恶化的进程,甚至很快离世。但是,若积极乐观,开心向上,则会延长寿命,有时甚至会不药而愈——因为乐观的情绪,有着增强人体免疫功能及体内"杀手细胞"的作用。

其实,癌症可以被看作一种慢性病,它有一部分是可以治愈的,有一部分是可以预防的,另有一部分经过恰当的治疗是可以延长寿命的。而它的发生和发展过程,通常也是很缓慢的。并且,有的癌症可长期处于"休眠"状态,甚至莫名自愈。

对于这种"慢性质"的病,若怀有智慧的心态,"慢"病,就"慢"待它,去慢慢地调理它,恰当地治疗它,目空一切地藐视它,内心真的不再惧怕它,则情况就会大不相同:此时,身体就会积极工作,并会分泌一些有益物质,抑制癌细胞的发展,甚至杀灭它。这正应验了一句名言,叫做"谁会遗忘,谁就健康"。

其实,人若能够真的看开了、看破了、想透了,也就明白了:愁眉苦脸过一天,开心快乐也是过一天。同样都要过一天,为什么不选择开开心心地去过呢?难道愁眉苦脸,就能够把事情解决了?坏事就会变好了?

当然,开心快乐或许最终也不能把事情给解决了。但是同样的结果,为什么不选择让人舒服的选项呢?并且,后一选项也说不定还会因为开心快乐的原因,而出现奇迹,也不一定呢!

反之,若一听患癌,就面如土灰,觉得末日将至,去日无多,结果就真的会如你所愿,朝着那个方向发展了。无需多日,便可抵达那"路"的尽头。因为,在这之前,其身体的整个免疫系统早就提前罢工,已经提前去了"那边"了。

说到对待病痛的态度,又使我想到了曾经读过的一则故事:

有一位徒弟总是对师傅抱怨一些所谓的痛苦生活,师傅就顺手抓了一把盐放进杯子里让他喝,徒弟喝了一口,皱着眉头说太苦。

于是,师傅便又把徒弟领到了湖边,又抓了一把盐放进了湖里,再让徒弟尝一下,结果徒弟说:"没有味道,湖水很清凉。"

然后,师傅就对怨天尤人的徒弟说:"人生的痛苦就如同这些盐,有一定的数量,既不会多也不会少,只是我们承受痛苦的容积有大小,它决定着痛苦的程度。所以,当你感到痛苦的时候,就把你承受痛苦的容积放大些,不是一杯水,而是一湖水。"

人生不会是一帆风顺的,有幸福也会有痛苦。就看你把痛苦放在哪里。你若把它放在杯子里,你品尝的就永远只是又咸又苦的盐水;但是,你若把它放在湖里,你品尝到的则会是甘甜。

（三）要懂得控制

人们在肉体层面上，要做到饮食有节，起居有常，活动有度，懂得控制。活动时，一是要将不同个体、运动形式、方法、强度和运动量做出全盘考虑；二是要按照生命的自然规律来使用它，若将老骨头当作年轻骨头来使用或锻炼，自然会纰漏不断，甚至出现大问题。当然，人们思想和大脑的使用倒正好与此相反。老人若常怀新思想，常用年轻思维看问题、用大脑，则会越用越灵。

（四）补一点能量

偶尔补充一点多维元素片、褪黑色素等，尤其是对50岁以上及经常熬夜的人群更是适用。服用时，其频次不要太多，对于没有啥病的人，三五天来一片即可。而对于其他一些五花八门的保健品倒是需要慎加选择。

（五）做一些装修

平时可适量使用一些化妆品，为身体做做表面的装修。上面所说的四点，实际上均相当于身体的"内装修"，而涂抹一些化妆品则相当于给身体做"外装潢"，其主要是治标而不治本，故应适可而止，以免坏了根本而得不偿失。

随着现代科技的发达,目前市面上所售的化妆品,已达到了丰富多彩的程度,但其宣传大多只说它美好的效果,却少见提及它的副作用,而实际情况却令人担忧。

据加拿大相关部门对 49 个知名品牌化妆品的测试显示,几乎全部含有砷、镉、铅、汞等毒物。

有鉴于此,化妆品,最好还是使用那些配料最为简单的、历史较为悠久的、看不懂的成分最少的、颜色和味道不奇怪的品种,其典型代表如雪花膏、蛤蜊油等。切不可迷信那些好听的名字和神奇的宣传。因为,这世上本就没有什么返老还童的灵丹妙药,更何况只是用于外装修的呢?即便不用它们,又能坏到哪里去呢?

二、减少病痛的八要点

(一)要视病如友

俗话说,"哪儿有吃五谷不生灾的,没有谁会一辈子不生病的"。俗话又说,"无病就是福"、"久病床前无孝子"、"什么都可以有,但千万不能有病"等等。总之,有关病的俗语很多,基本反映了人们对它的各种各样的认识与担心。这里要说的是,既然每个人都不可避免地会生病,则就应该首先考虑一下怎样对待它的问题。

有关这一点,台湾高僧星云大师对待疾病的态度,是非常独到并可资借鉴的。他曾说过:"要将自己身体的疾病,看成是你的一个好朋友,去善待他。想想平时你是怎样对待你的好朋友的,你就去怎样对待你的病。平常你若善待了你的好朋友,你的好朋友就一定也会善待于你,不会加害于你。对'病'这样一个特殊的好朋友,你若保养它,呵护它,它自然就会给你好的回报(痊愈),它自然也就不会折磨你,使你痛苦。但是,倘若你总是恶劣地对待'病'这个朋友,甚至作践它,它则一定会让你尝尽苦头(引文与大师原话会有一定出入)……"

大师的这段话,实际是阐述了一个人对待疾病应有的正确态度和方法,而这一点对于疾病的康复,恰恰是非常重要的。星云大师自己已罹患糖尿病40年,但身体并未受到大害,大概这也是一个原因吧。

(二)治病的时机

除了对待疾病应有正确的态度之外,有关疾病的治疗时机,也是非常重要的。古人有"上医治未病,下医治已病"之说,如元代著名医学家朱震亨的《丹溪心法》则说:"与其救疗于有疾之后,不若摄养于无疾之先;盖疾成而后药者,徒劳而已。是故已病而不治,所以为医家之法;未病而先治,所以明摄生之理。夫如是,则思患而预防之者,何患之有哉?此圣人不治已病治未病之意也。"这意思是说高明的医生,常常是在人们没有生病之前就来治疗它(防病),普通的医生才去治疗已经发生了的疾病。

这实际上,也是阐述了一个疾病的治疗时机的问题。高明的医生是选在疾病尚未露出端倪之前,量变尚未达到质变之前就治疗它。而这种治未病的时机,恰好与养生的理念相吻合,正体现了养生的重要性。

(三)治疗的原则

除了需要了解对待疾病的正确理念和治疗时机之外,还要知道治疗的顺序和副作用。治疗方法上应遵循能用食物治疗的,就不用药物去治疗。即遵循所谓"能食疗,则不药疗;能吃药,则不打针;能打针,则不挂水;能挂水,则不开刀"的治疗原则。千万不要去追求速效而越级治疗。

特别是对于一些有着免疫功能的器官或组织,更是不能为图"根治",而越级采用手术治疗,一割了之。这些组织器官如骨髓、扁桃体、脾脏、盲肠、淋巴结、小肠集合淋巴结、胸腺等。

这里再说说一般感冒不愿吃药而越级输液的危害:

据统计,在一瓶 500 毫升静脉滴注的溶液里,大约含有 30 万个 10~30 微米的橡胶及玻璃等微粒。

我国 2005 年的《药典》就规定,在每毫升的注射溶液里,大于 10 微米的微粒,不得超过 25 个;大于 25 微米的不得超过 3 个。(人体毛细血管的直径约为 10 微米,一次

性输液器上的滤网孔径约为 20 微米）

事实上，静脉注射溶液中的微粒，是极难彻底清除的。但是，其副作用却又是巨大的：由于这些微粒是伴随着溶液被强行输进血管的，故而，它就绕开了人体的防御和过滤系统，致使其长期存留于体内而难以清除，并进而导致人们的毛细血管堵塞发生血栓或异物过敏反应。

此外，输液过程中的每一个环节、输液器具的质量隐患，以及人员的不良操作习惯等等，均会增加输液微粒的数量。比如：皮肤的消毒过程，针头穿刺皮肤的过程，输液瓶及胶管、针头在制造时的毛刺微粒，等等。

所以，可以毫不夸张地说，静脉注射或输液是一种最不安全、风险最高的给药方式。但是，由于现在人们大多愿意追求速效，希望立竿见影，所以，就只好为此付出一些代价了。

输液的危害，尚且如此之大，更何况那完全"对外开放"的手术呢：完全暴露地开膛破肚，无菌但未必绝对无尘的空气、纱布、手套、药水、器械和设备，以及直接在体内翻江倒海的人工操作……敞开的身体在向所有这些可能带来微粒的环节完全开放，微粒能不进去么？而有关手术之后必做的大剂量的输液中的微粒，还尚未计算在内。

说到这里，就应该知道，治疗中不能追求速效而越级治疗的意义了。

其实,人们的发热、腹泻、咳嗽与呕吐等疾病,原本是一种身体自我保护的反应,就像人们每年都会感冒几次一样,那会唤醒人们的免疫功能。若过早用药,反倒会对人们的免疫功能有害。另外,对于这几种毛病,也可尝试采取一些简单的方法处理。(参见第八章第二节)

(四)看病的技巧

对于看病,要做到小病不出门,大病多问人,一去问专家,二去问病人。这意思是说,小病宜尽量使用食疗,而不用药。因为,是药三分毒,这世上绝没有那种独具智慧的专杀细菌病毒,而不伤及人体组织器官的药物。

而对待大病,则应先去咨询几个医学专家,并将他们的意见逐条进行细致分析和研究。然后,再去询问一些有类似病症的病人,了解他们过往的治疗方法、效果、经验和建议。

然后,再将上述两条线索获取的信息进行整合,理清不同专家和病人看法矛盾的原因。保留他们意见一致的观点,慎重对待他们完全相反的意见,再评估其各个相反观点可能导致的不同后果,以及各种后果可能对疾病产生的影响,开动脑筋,去伪存真,逐一分析其利弊,权衡其轻重。

同时,再遵循"能吃药就不打针"的治疗原则进行取舍,并结合患者自己身体的实际状况,筛选出最佳医疗方案。如此看病则能收到意外效果——因为最最了解你身体情况的,可能还是你自己。

(五)护理的精髓

俗话说,对待疾病是"三分靠治疗,七分靠护理(保养)"。这其实正说明了护理在疾病治疗过程中的重要性。但是,真正能将这点彻底贯彻且牢记心间,并付诸行动的人则不是很多。人们总是下意识地认为,"治疗"工作更重要,药、水一用,万事大吉,无需什么啰嗦的护理。

通常,患者看病时,医生的嘱咐常常显得轻描淡写,或轻声细语,或淡化病情的严重性。其出发点可能出于对病人的安慰,也可能是因为司空见惯的缘故。但是,作为病人的你,则必须字字记在心间,件件付诸行动,不打半点折扣,这才是护理工作的精髓所在。因为那是关系到你的"命"的问题,而不是他的"命"的问题。惟有认真研究,仔细贯彻,才能切实做好"七分的保养"工作。

其实,护理的细节内容,常常是需要自己开动脑筋去做的。对于医生所说的每一句话,都要进行充分地消化,并努力将其做好、做细、做到极致。惟有如此护理,治疗工作才会"事倍,功也倍"。比如:医生说,"你感冒啦,要按时用药,多喝水,注意休息,不要劳累"。我们应该如何贯彻这一医嘱呢？正确的做法应该是：

1. "按时用药"

就是要求吃药时，一定要按照相等时间的间隔来吃。因为药效的保持时间是有一定长度的。若超过了时间，尚未有后续的药物来"换班"，就会出现细菌刚被药物部分地抑制，但因后续药物未能准时到达，而又大量滋生活跃了，从而使得病程加长甚至迁延不愈。故而，后续药物的准时接班，至关重要。

2. "多喝水"

首先，多少数量为多呢？粗略地说，起码要比平时多一些吧。其次，是如何一个"多"法？是"让我一次喝个够"，还是少量多次，凑足数量？这两种喝水的差别是很大的。前一种喝水的方法，非但无益反而对心肺、肾脏有害。因为一次性大量饮水，会使得细胞吸收过量的水分而肿胀，从而额外增加重要器官的压力和负担；而后一种喝水的方法，才是正确的做法。

3. "注意休息"

怎么个休息法呢？首先你要想一想：你日常的工作和学习是否有一些负担，有一些压力，或有一些疲劳？你现在每天的工作和学习，是否等同于医生所说的休息，是否没有任何身心的消耗？

若说是工作不重，学习轻松，一点负担、压力或疲劳都没有,这恐怕不太可能。正确的做法应该是,放下手中的一切,停下脚步,卸掉负担,再请好假期,真正啥也不做地休息一下。

另外,再请你想一想,你每天旅游逛街了没有? 走亲访友了没有? 玩了没有? 锻炼了没有? 跳舞了没有? 引吭高歌了没有? 下棋打牌了没有? 聚会应酬了没有? 吵架斗气了没有? ……

倘若你有上述任意一项,则都要停止下来。因为这些活动,都属于劳累,而不叫休息。同时,这些活动都是需要消耗你抵抗疾病的能量的。而疾病的修复过程是迫切需要能量与细菌病毒战斗的。若你牵扯了它的精力,消耗它的能量,自然它就无力杀菌灭毒了,当然,你就必须继续病下去啦!

(六)学会少生病

1. 学习出家人

要说这一点,就要先说说为什么在医院很少见到出家人的原因。中医认为,人们之所以生病,主要是由外因和内因的共同作用所致。外因是变化的条件,内因是变化的根据,二者相互作用与影响,才会致人生病。

外因致病,又称为"六淫致病",它是指由于外界的"风、暑、湿、燥、寒、热"这六个因素的过度侵袭,而致人所生之病；内因致病，又称为"七情致病"，它是指由于人们的"喜、怒、忧、思、悲、恐、惊"这七种情志的不当释放，而致人所生之病。

而出家之人，常年修行养性，平日其七情恬静淡定，内心无所挂碍，更无房产、钱财、地位、色食的念想，鲜有过度的情绪释放，因而七情不能使其病。加之他们起居有常、饮食有节与顺应自然而动的行为方法，又堵住了六淫使其病的可能。内因、外因皆不能扰动于他，自然也就不会或很少生病啦，当然在医院也就很少见到他们了。

另外，出家人又慈悲为怀，十分注重积德行善。常言说"赠人玫瑰，手留余香"。而现代医学研究也表明，人们在帮助他人的时候，内心会很快乐；而当人们处于快乐心情的时候，身体便会释放出一些有益于健康的物质。出家之人常年行善，因而也就能常年保持着一种适度愉悦的心情。故而，乐善好施之人，常能享受少病长寿之福。这或许也是出家人很少生病的另一个重要原因吧。

还有，出家人又知足感恩，从不贪婪妄想。而在这种心理状态下，又会使人产生一种感激、满足、愉悦的积极情绪。而这种积极情绪，又能够促使机体分泌多巴胺、五羟色胺、催产素等物质。而这些物质则有着使人快乐，使神经系统放松、免疫功能增强、抑郁症状改善、抗病能力提高的作用。

　　据美国俄亥俄州立大学及杜克大学,对 100 余名罹患抑郁症的患者研究证实:每天坚持 10 分钟发自内心的感恩者,其忧郁症的康复时间显著缩短,症状明显减轻。另外,美国密歇根大学对 400 对夫妇进行 5 年的调查后也发现,那些乐于助人的人群,通常更加长寿。

　　弄清了医院很少见到出家人的原因,便也就知道了少生病的方法。但是,要想真正达到那种状态,还是需要许多时日修炼的。

　　2. 学一点中庸

　　中国人讲究中庸,其实这也是有一定养生意义的。它的含义是告诫人们,什么事都不要做得太过:话不要说得太满,朋友不要好过了头,事不要做得太绝……这与所谓"福,不要享尽;权,不要用尽;聪明,不要使尽;便宜,不要占尽"的含义是相通的。

　　这里仅就"便宜不要占尽"展开说说:

　　当今,在食品安全问题很费脑筋的形势下,想要购买到安全的食物,还真的需要一些技术和眼光。但是,若秉承"便宜不要占尽"的中庸思想,则就会相对省劲一些。

　　一般来讲,向个体小商户买东西时,尤其是购买食品时,绝对不能拼命地砍价,一味地想占尽便宜。

　　俗话说,"买货的,没有卖货的精;贪小便宜,吃大亏;只有错买的,没有错卖的"——因为货物本是卖家的,最最了解货物质量的当然还是卖家自己。倘若你一味杀价，最终若卖家低于成本竟然也情愿卖货给你，你就需要小心了。因为其中，卖家自然会有不能告诉你的原因。此时，你若一心只为捡到便宜而高兴，可能你就距离买到假冒伪劣不远了。

相反，实践证明，你若不去占"尽"便宜，有时还自觉去吃点亏，甚至"巴结"卖家，那情况就大不同了。这时，食品安全的等级便会大大提高。

比如，经常带一些小食品、糖果或玩具等，赠送给卖家的小孩，或者小额零钱不要卖家找啦，赞美她（他）人美货漂亮啦，甚至主动帮助其处理难题啦，等等。

所有这些努力，目的只有一个：联络卖家感情，争取买到质量较为安全的食品。如此做法，虽说不很高档，但是常很有效。若再悄悄结合你那独特的鉴别技术和火眼金睛，合并使用，则效果更好。

虽然，这种方法很累人，但是在未有完善的法律法规遏制不法商家的时候，布衣百姓运用怀柔的策略，应该还算是无奈之中的上策吧。

此外，在这种类型的购买活动中，有时，还真的能够交到几个良心未泯的卖家朋友，并进而学到很多食品鉴别知识，了解到许多不可告人的内情，岂不是也有些意义？

这究竟是吃亏了，还是占便宜了呢？仔细算算：金钱与精力上是吃了些亏，但食品的质量上是占了便宜的，二者相抵扯平，不亏也不赚。应该说，这正合中庸之意。

古人早就明白，万事都不要过度。否则，你就离疾病或灾祸不远了。而从现代医学的角度来讲，不左不右、不高不低是最好。因为功能的过度亢盛与低下不足，都是一样的有害。而这正与孔老夫子的"过犹不及"的观点是一致的。

从佛家的修身之道来说，中庸就是七情淡定，六淫平和。

从养生的意义上看，中庸则是要求人们心平气和，对人对事既不冲动行事，也不处处怕事，不过好也不太坏，不过于突出也不太窝囊，不偏不倚，不卑不亢，则为最佳境界。

其实，所有这些中庸的行事方法，也正与"七情"的养护理念吻合。努力做好它，自然就会少生疾病。

（七）防病的细节

说到防病，似给人一种老生常谈的感觉。但若能做好以下几点，少生疾病应该是可能的：

1. "七情"不要失控

七情是致人生病的内因。所以，要想少生病或不生病，则要先学会管理好自己的情绪。遇事时，不要过于喜悦。因为喜悦过度会伤及心脏；也不要成天怒气冲冲，因为怒则伤肝；也不要过于思虑，因为那会伤脾；也不要过于悲伤，那会伤肺；也不要过于惊恐，因为那会伤及肾脏。

民间所说的小孩子不宜恐吓，除了有"恐伤肾"的理论支持外，现代西医也认为，当人们受到恐吓时，体内会释放出过量的肾上腺素。

肾上腺素，是人们在受到恐惧、兴奋、紧张等刺激时分泌的一种激素，其能使人呼吸加快，心跳与血流加速，能为身体活动提供更多能量，使反应更加快速。但是，过量的肾上腺素，则可使人出现恶心、呕吐、面色苍白、心动过速、血压升高、脑出血、昏迷、心脏及呼吸中枢麻痹等。

其实，现实生活中的一些例子也能说明一些问题，如：一些养鸡户原本下蛋的母鸡，受到噪音等惊吓之后，忽然就不再下蛋了，应该与此同理。

临床上也发现，爱在生活中较真、生气又不擅表达的女性，会使其神经、免疫以及内分泌系统长期处于亢奋或紧张状态，从而容易导致乳腺及卵巢癌的发生。

此外，过度的紧张、焦躁、忧愁或恼怒等，均会抑制大脑神经递质的分泌，并进而导致相关脏器的疾病。

2. "六淫"不能失防

六淫是致人生病的外因，它也与人们的脏腑相关联，故而做好六淫的防控也至关重要。如风与肝脏相关连，暑热与心相关连，湿与脾脏相关连，燥与肺相关，寒与肾相关。

倘若逆天时而动,六淫防控失当,自然会殃及相关脏腑,并进而牵连全身。故而,人们除了应守好内在的七情之外,还要应对好外界的六淫,顺应天时与节气,少生外因导致的疾病。

3. 饮食的节制与选择

(1)节制

关于这一点,除了要注意三餐的定时、定量、多品种之外,还应注意细嚼慢咽,改变过快、过烫与过咸的饮食习惯。而更为重要的是,要减少在外的就餐活动。若实在难免在外就餐,则要注意:一是冷盘菜肴要谨慎吃——因为有些饭店冷菜的制作过程常很"震撼",尽量减少那"不知不觉"的病从口入;二是火锅尽量少吃,以减少对口腔与胃的伤害。

据上海相关部门对火锅汤汁所做的检测发现,火锅汤汁经过 60 分钟和 90 分钟烧煮后,每公斤汤汁中亚硝酸盐含量分别为 10 毫克和 15 毫克。

此外,在外就餐时,若发现某个饭店的菜肴特别味美时,则要小心:因为它一般都不是食物的本来的面目和味道,而是一些"神仙(鲜)助手"的功劳。如"肉精油"、罂粟油、一滴香、"骨髓膏"等。其中,骨髓膏,就有着猪、牛、羊、鸡等多种口味。食物之中只要稍加一点这种添加剂,便可以让人觉得吃到了真的猪牛羊了，真假难辨，极具迷惑性。

如今，我国餐饮业的卫生水平与过去相比，已有了飞跃地提高和改善。但是，由于中餐的饮食特点，在其食材的选择、清洗、烹调等环节上，依然存在着许多安全与卫生隐患，有时还经常处于难以把控，甚至是失控的状态。

目前的餐饮状况是：在有关餐具及原料的洗涤，以及成品菜肴上桌前的每一个环节上，都需要相关人员良心的介入，方才能够做到"看得过去"。而在部分饭店里不可一"视"的场景则是：用洗衣粉洗涤"美味"的大肠；为使烹调和储存方便，一些肉、菜不经水洗就直接下锅；成熟的菜品不慎落地，也可不经处理而返回盘中；餐具未曾漂净便投入了下一顾客的使用——那上面是否会残留前一顾客的口水或传染病源，就只能靠碰运气了。更有甚者，前一顾客吃剩的菜肴，回笼修饰后，再卖给另一个顾客；还有就是吃下去的是否为地沟油，也只能是靠自己往好处去想像了……

如此林林总总，花样繁多。若不小心遇到如此饭店，则极易感染肝炎、肺结核、流感以及易致癌变的幽门螺杆菌型的胃病。当然，如果健康食客与患病食客，都有口腔破溃的话，也还会染上乙肝与艾滋病。

特别值得一提的是，由于国人有着"群食共餐"的习惯,故而使得幽门螺杆菌型胃病这一顽疾,传染起来异常地便捷,只需一次共餐的机会,也许就染上了。即便是使用一次性餐具,也不会减少传染的机会,因为幽门螺杆菌主要是通过用餐人的牙菌斑、唾液以及不洁食物传染的。

此外,一些一次性餐具的加工、包装与消毒过程,也常常是不能见光的。其操作过程也基本与企业墙上规章的要求截然不同,大多是简化的、迅捷的、形式上的。因此,使用一次性餐具时,最好还是先用净水洗一洗,减少一些污染,聊以自慰吧。

而对于一次性餐具中的竹、木类筷子,则更需仔细研究,小心使用。因为它呈现在你面前的白净漂亮,实际是由硫磺熏白或用氯气和双氧水漂白的。而用这些物质"美白"的筷子上,则会残留二氧化硫、铅、汞、二噁英等致癌物质。

另外,一次性筷子在出厂前,需要经过打磨工序,而其打磨时所用的滑石粉又会残留在筷子上,这又成了导致人们结石疾病的因子。还有,过期使用也是一个问题:即便是消毒之后合格的一次性筷子,其保质期也仅为4个月,过期则会染菌不能再用。但现实情况是,很少有人关注其保质期的问题。

（2）选择

有关饮食的选择,则应从两方面来讲:一方面,在对待食物的品种上,要做到不挑嘴,保持饮食的多样性,不去有意地做选择。因为如此才能保证营养的全面均衡,不会顾此失彼。比如,面对某种对于肝脏有益,但对脾胃无益,甚至多食还会有些危害的食物,倘若你一味偏食于它,自然就会照顾了这边,伤害了那边,最终自会伤害脾胃,又累及肝脏。

所以说,即使优点再多、营养再好的食物,也一定有着另一面不为人知的缺陷,因为这世界本身就不是完美的。加之,食物本身又不具智慧,不可能将自己"塑造"得尽善尽美,面面俱到地去讨好人类,完全符合人们的身体需求。所以说,惟有不挑食,不拣嘴,才能使你营养均衡,壮实健康。

另一方面,在对待食物的副作用上,又要睁大眼睛,去认真地"挑食",以减少危害。比如:要经常在家吃,少在外面吃;多吃无公害菜,不吃农药菜;多吃五谷杂粮,少吃精米精面;多吃不饱和脂肪酸的油,不吃反式脂肪酸的食品;多吃土种食物,少吃转基因的;多吃未经加工的天然食物,少吃工序复杂成分繁多的;多吃原味的,少吃味道浓香的;多吃自然成熟的,不吃涂药催熟的;多吃久经历史考验的,少吃急急忙忙创新的;多吃慢性食物,少吃方便食品……

惟有如此地"挑剔和苛求",才能使你的肠胃不被别人弄脏,常保身体健康。

4. 出手要三思

当人们拿取或制作食品时,常会遵循惯性思维,一出手就来。也不管此手之前曾做过什么事、拿过什么东西、接触过什么人、放在过什么地方,想也不想伸手就来。比如:人们在泡茶取茶叶时,敬烟时,吃药片时,吃有壳的核桃或花生等坚果时,买烧饼、红薯时,买糖炒栗子时,吃有皮而未洗的水果之时(待果皮剥开以后,又直接用曾接触过外皮的手,去抓拿它了),等等。

还有,在散装食品售卖时,一些售货人员也常会在没有顾客的时间空当,用刚刚拿过钱的手,抚摸、搬弄、摆放、翻动它们……

另外,就是"随手乱摸"的习惯,也是需要认真防控的:接完电话就拿东西吃,饭前洗完手后又去搬动桌椅,随时随地的摸鼻、揉眼、抓头、擦嘴,甚至抓挠瘙痒处或破溃处等等。有时,常常自己也很纳闷:"自己很注意卫生的,咋就生那病了?"

此外,做好职业的防护也很重要。比如银行的现金出纳人员,工作时最好佩戴 N95 口罩,防止点钞时扬起的 PM2.5 的危害。

据有关部门的调查发现,纸币表面沾染的细菌和病毒高达几十种之多,其中包括葡萄球菌、链球菌、炎球菌、大肠杆菌、痢疾杆菌、真菌、肝炎病毒、流感病毒、芽孢等,其上面的细菌群落少则 100 多个,多则有 8000 余个。

据土耳其一所大学医学院的调查显示,出纳人员血液中黄疸异常增高,储蓄员感染肝炎的比例比其他人群高出 6 倍,而且其工作年限越长,肝炎感染的比例越高。

5. 要内外有别

这里指的就是前文所说的"外衣不乱坐,外物不乱放"的习惯要养成,做到内外有别,以防连环传染和隐性污染。

6. 要改变性格

俗话说,江山易改,本性难移。想要改变一个人的性格,的确不是一件容易的事,但也不是绝无可能,只是较为困难一些罢了。开始时,可试着先从下面三点着手:

(1)改变追求完美的个性:其实,这种个性特点若被用于工作之中,则是一个巨大的优点。但若将其用在日常生活之中,那简直就是痛苦之极。因为有这种个性的人,他时常只有一种感觉,那就是每天都是十分地不快乐。而整天不快乐的原因就是他日常所做的每一件事、制作的每一件物品、说过的每一句话,都不能让他感觉"十分"地满意,总觉得有一些缺憾。所以他始终都不快乐,整日纠结懊悔。

其实,人们应该清醒地认识到,这承载人类万物的地球本身就不是完美的,它既不是那么圆,还总是到处出乱子:不是这里地震、洪水、山火,就是那里干旱、冰雪或严寒。

再说,人们本身也是不够完美的:人人都希望有一个完美的"生"与舒服的"死",平平安安度过那七八十年,一路之上最好不要有过开膛破肚,做过啥手术,遭过啥灾难。若能再做到钱财不缺,子孙满堂,则可谓之完满幸福了。

但是,实际情况又常常事与愿违,有着满心喜欢的"生"来,却难得无病无痛的"死"去,少有圆满。

仔细想想,追求完美,实际也是一种全方位占有欲的表现,是一种贪婪、一种不知足,是一种人们固有的劣根性的表现。而这一性格特点,除了对工作有利之外,几乎是一无是处。尤其是与人们的养生要求是背道而驰的,它扰乱人们的"七情",方便了疾病的滋生。

有人曾对 200 人进行为期 3 个月的研究后发现,因过分追求完美而自责者,其更容易罹患感冒。其原因便是这一情绪会损伤人们的免疫力。

(2)改变急性子:急性子的人,常常是快人快语,做事麻利,从不拖沓,效率奇高,这是其性格好的一面。

但其不好的一面,则是它常常使人处于一种焦躁不安、急不可耐、容易出错的状态。他们仿佛每天都在过着生命中的最后一天似的那么匆忙,经常精准地算计着一天的安排,掐表看着指针的转动,计算着效率,恨不能一天做完一生所有的事……由于整天心急火燎,故而使得其"七情"不稳,"六淫"疏于防控,生病自然就是难免的事了。

不过,倘若能改变思维,逆性而动,凡事都慢它一个节拍,岂不就于养生有益了?

有资料显示,人在情绪急躁的状态下,一些激素会过量分泌,并容易罹患心脏疾病。同时,急性子的人做事时,也会因为急躁而常常出错或返工,安全系数也会大大降低。

(3)改变强迫个性:这一个性虽未达到病态级别,但其危害也不容小视。其具体表现如:不洗手则坚决不吃任何食物,餐具不经开水烫过绝不放心,乘公交必得戴上口罩,新穿的衣服容不得半点污迹,绝不在外就餐,等等。

其实,这一个性与追求完美的个性,有着部分的交叉联系。故而,若能改了这种个性,自然也有了养生意义。改变它时,可采用提高阈值和暗示等方法。

7. 不作践自己

不要作践自己而找病去生,这也是治未病要遵循的原则,即"既以法于阴阳,而继之以调于四气;既曰食饮有节,而又继之以起居有常",说的就是这个道理。

所谓"30 岁时,人找病;40 岁时,病找人"说的就是人在 30 岁时,仗着年轻力壮,而常不注重七情、六淫的防控。故而,常常是有意无意地去找病"生"。但是,一旦人们到了 40 岁的时候,资本不够了,疾病就会主动找上门来了,积累了多年的债务找你还啦。因为,身体的欠债一定是要还的——绝不会出现那种呆账坏账一笔勾销而不还的可能!

就拿吸烟来说吧,则是一个典型的例子。吸烟的危害,人所共知。但这一警告对于勇敢的烟民来说,耳朵似乎已经听出了茧子。总觉得那些疾病离自己很远很远,自己不至于那么不幸。并常常还会找出许多有力的吸烟无碍健康的例子:一些名人常年香烟不断,烟瘾奇大,也未见其生上肺癌呀!……

但是,需要清楚的是,你所知道的那几个名人,只是浩如烟海的烟民中的那么几个,属于个案,并不具有代表性。况且,即便那些少数几个名人未生肺癌,但是他们是否因吸烟生过其他癌症或疾病呢,你或许未必全知道吧?

目前,具有代表性的定论则是,吸烟除会导致肺癌之外,还会致生多种疾病:由于吸烟可减少人们血管壁上一氧化氮的生成,故会导致血压升高;又由于烟雾中的尼古丁和焦油可促使胆固醇在血管内的沉积,故而,吸烟会导致人们的动脉硬化……

8. 要科学休息

说到这点,或许会有人觉得可笑,休息谁不会,还会用到科学?

要明白这一点,首先应弄清楚为何要休息。人们在工作、劳动、干家务活或运动之后,常会出现一些疲劳的感觉。这是由于人们在运动或劳作之后,细胞在新陈代谢的过程中,会不断释放出二氧化碳与乳酸等物质,当这些物质在体内过量堆积时,则就产生"疲劳"的感觉了。倘若经常如此,无休无止,日久天长,就会滑向亚健康乃至疾病的状态。但是,若在机体疲劳之前,提前休息,则情况就不一样了。

这里,再介绍一个研究实验:研究人员让一个强壮的工人,在八小时的工作时间内一刻不停地搬运铁块。到下班时,那名工人总共搬运铁块 12.5 吨。但是,此时他已筋疲力尽。

次日,改变实验方法:每当这位工人搬运铁块 26 分钟之后,就让他休息 34 分钟,如此循环反复。到下班时,他竟然搬运了 47 吨的铁块,并且他还毫无疲劳之感。

由此可以看出,两种做法有着巨大的区别。前者,几乎玩命,却效率低下,伤身又伤心;后者,则潇洒轻松,效率奇高,并有养生锻炼作用。因而,在人们未曾疲劳之前,就去科学地休息,则能够化解废物、集聚能量,持续保持精力旺盛。如此工作,既有效率,又兼养生,何乐而不为呢。

（八）用食物防病

日常生活中,在保证饮食多样化的前提下,再经常补充一些特别的食物,增加一些外力的帮助,则可促进身体减压、减脂、清除血管自由基,防癌抗老化。如可经常吃一些洋葱、大蒜、西兰花、萝卜、胡萝卜、番茄、南瓜、紫甘蓝、紫茄子、山药、红薯、大豆、木耳、香菇、海带等。若仔细分类则有:

1. 降低血脂的食物

洋葱、红薯、茄子、芹菜、香菇、山药、胡萝卜、土豆、海带、紫菜、螺旋藻、玉米、燕麦、山楂、红枣、苹果、核桃;另外,防治血栓的食物有大蒜、洋葱、茼蒿、木耳、香菇、草莓、菠萝。

2. 降低血压的食物

大蒜、洋葱、茄子、芹菜、菠菜、番茄、萝卜、土豆、葫芦、荸荠、绿豆、豌豆、木耳、香菇、山楂、菊花、花生、莲子、松子、榛子、葵花子。

3. 降低血糖的食物

大蒜、洋葱、山药、空心菜、胡萝卜、苦瓜、南瓜、黄瓜、大豆、魔芋、菠菜根、莴苣叶、玉米须、柚子皮、银耳、海带、黄鳝、胡桃。

4. 减肥的食物

大蒜、洋葱、韭菜、辣椒、绿豆芽、黄瓜、丝瓜、冬瓜、南瓜、木耳、香菇、芹菜、菠菜、生菜、胡萝卜、萝卜、土豆、蘑菇、紫菜、竹笋、海带、螺旋藻、红小豆、燕麦、苹果、山楂、柠檬、茶叶。

5. 止痛的食物

生姜、辣椒、樱桃、草莓、鱼油。

6. 可使心情保持快乐的食物

大蒜、菠菜、南瓜、香蕉、葡萄柚、樱桃、鸡肉、鱼油、低脂牛奶、全麦面包。

7. 可使免疫力增强的食物

大蒜、红薯、蘑菇、燕麦、大麦、鱼、贝类、牛肉、鸡汤、酸奶、茶叶。

8. 排毒的食物

海带，内含褐藻酸与甘露醇，前者有减少放射性元素锶的吸收，以及预防白血病和排镉的作用；后者则有着促排毒物的作用。苹果，含半乳糖醛酸和果胶，有排毒和保护肠道的作用。无花果，含有机酸与各种酶，可抵御硫化物的危害。茶叶，可防止计算机等辐射危害。绿豆，对重金属、农药及各类中毒有防治作用。胡萝卜，可加速体内汞的排出。樱桃，有着清除不洁体液和肾脏排毒的作用。紫葡萄，具有清除肝、肠、胃、肾废物的作用。

9. 防癌的食物

抗胰腺癌的食物有番茄、西瓜、杏；抗肺癌的有菠菜、南瓜、胡萝卜、白薯、韭菜、青蒜、核桃、西瓜、哈密瓜；抗乳腺癌的有卷心菜、菜花、苤蓝、芥菜、油菜、萝卜、海带、核桃、亚麻籽等；抗前列腺癌的有番茄、西兰花、蘑菇、核桃等；一般抗癌食物有大葱、大蒜、红薯、番茄、胡萝卜、芹菜、茄子、土豆、芦笋、西兰花、卷心菜、甜椒、金针菜、荠菜、黄瓜、苦瓜、木耳、香菇、蘑菇、海带、猕猴桃、咖喱、黑胡椒等。

10. 可致患癌症的因子与食物

油料及粮食作物中的黄曲霉素，可致生肝癌；腌制食品及火腿肠中的亚硝酸盐，可致生胃癌；高脂及油炸食物中的丙烯酰胺，可致生结肠癌；厨房油烟中的苯并芘，可致生肺癌。

第八章 自我保健在养生中的运用

第一节 推拿按摩

通常,对非专业人士来说,常易将推拿与按摩之间的关系混淆不清。实际上,推拿按摩只是"推、拿、按、摩、捏、掐、揉、拨"这八种基本手法的简略称法。而这八种基本手法,因操作部位的不同,又衍生出了近200种不同的操作方法。

虽然按摩手法很多,但家庭使用则以简单实用为好。不过,家庭操作也需要了解一些简单的经络和穴位常识。这里简单介绍一些记忆的口诀。

一、重要经络的气血运行方向

(一)"手之三阴,胸内手"

其含义是说,手臂上的肺经、心包经、心经,这三根阴经气血的正常运行走向是:从胸部,经过上肢内侧走向手。

(二)"手之三阳,手外头"

其含义是说,手臂上的大肠经、三焦经、小肠经,这三根阳经气血的正常运行走向是:从手开始,经过上肢外侧走向头部。

（三）"足之三阴,足内腹"

其含义是说,下肢上的脾经、肝经、肾经,这三根阴经气血的正常运行走向是:从足部,经过下肢内侧走向腹部。

（四）"足之三阳,头外足"

其含义是说,下肢上的胃经、胆经、膀胱经,这三根阳经气血的正常运行走向是:从头部,经过下肢外侧走向足部。

上面一到四项说的均是人体经络气血的正常运行方向,若施术者推拿移动的方向与经络正常运行的方向一致,则是通常所说的"补"的手法。反之,则为"泻"的手法,即所谓"顺则为补,逆则为泻"。不过,若实际操作时未曾准确把握,也不会产生什么大的危害。

二、十个重要穴位的口诀

"三里内关穴,胸腹中妙诀;曲池与合谷,头面病可彻;腰背痛相连,殷门昆仑穴;头项若有病,后溪并风池;环跳与阳陵,膝前兼胸胁;三百六十穴,不外十要穴。"（参见本节图 1、图 5、图 6、图 7、图 8、图 10）

三、重要经络和穴位示意图

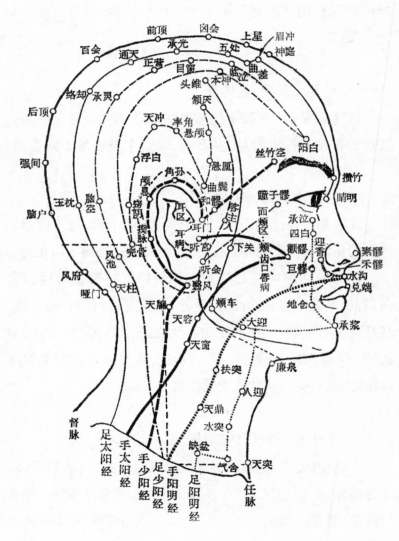

图 1　头面颈部

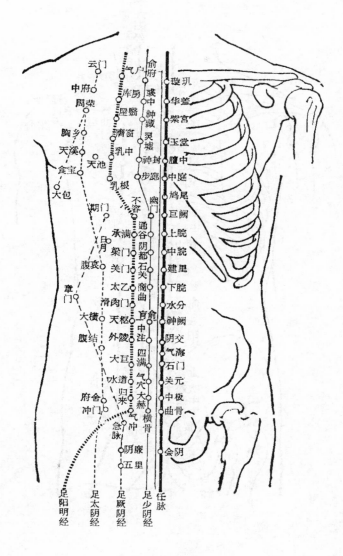

图 2 胸胁腹部

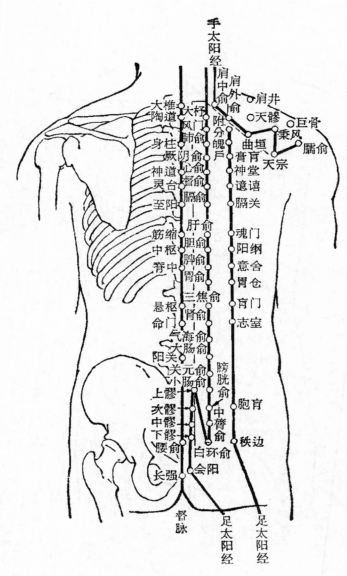

图 3　肩背腰臀部

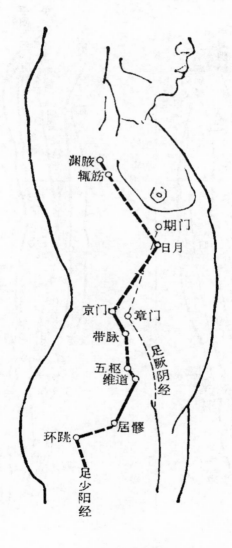

图 4　腋胁侧腹部

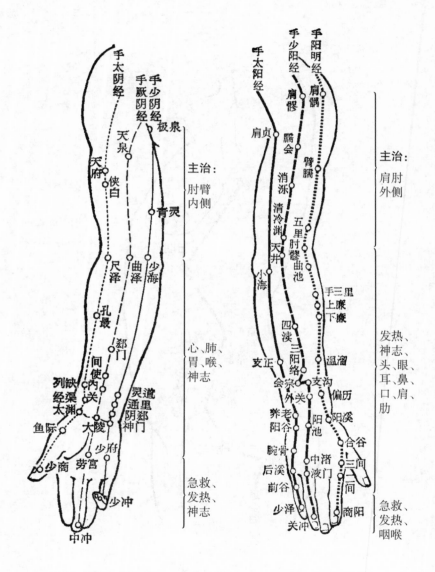

图5　上肢内侧部

图6　上肢外侧部

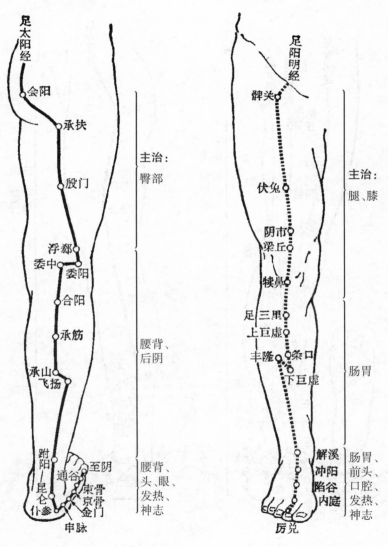

图 7　下肢后面部　　　　　　图 8　下肢前面部

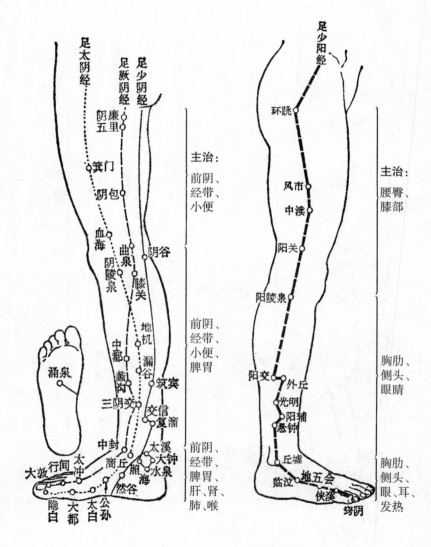

图 9　下肢内侧部　　　　图 10　下肢外侧部

四、全身性的推拿方法示例

受术者取俯卧位,施术者立于受术者一侧,先用双手拇指循受术者的背部中心线两侧约 1.5 寸处,由颈部向臀部一边推按,一边移动,反复几次。然后,按照各人补泻的不同需求,做出按摩方向的选择。

接着,施术者再以一只手抓住受术者的一只手,另一只手循受术者的头或手,朝向另一端,一边拿捏,一边移动,反复几次。然后,再按类似方法拿捏另一个手臂或下肢,反复几次。

实际操作时,施术者的手法与力度,应根据患者的年龄、性别、胖瘦以及不同的身体部位等,恰当使用。

一般来讲,对于体形偏胖的、年轻的及男性人群,手法可稍重一些。而对体形偏瘦的、年老的及女性人群,手法要轻揉一些。其总原则是,以受术者感觉舒适为度。同时,施术者在操作中还应时刻注意观察受术者的反应,并不时询问其对手法轻重的感受。

按摩上下肢与臀部等肌肉组织时,可使用"按、拿、捏、掐"等力度偏重的手法。按摩骨骼、胸腔或内脏等部位时,则宜使用较为轻柔的"推、揉、摩"等手法。

需要注意的是,凡是有骨折、出血、发炎、癌症扩散期、破溃或急性病人等,均不宜作推拿按摩治疗,以免加重或贻误病情。

全身性的推拿，主要用于治疗因感冒引起的全身性的酸痛等。其次，它也有着防病保健、延年益寿、放松享受的功用。

另外，由于感觉传导的差异，一般来讲，自我按摩的效果要差于由他人操作的效果。

第二节　小病自治的简单方法

一、感冒及喉咙疼

对于因寒凉而起的感冒，可用一寸左右的带须根的葱白，与一块鸽蛋般大小的生姜，煮水喝。

烧煮前，应先将生姜切成薄片，葱根轻拍一下，使其汁水易于渗出。然后用砂锅烧煮 15 分钟左右，趁热喝下，每天两次。另外，也可用上述材料煮大米粥吃，效果相同。

此外，感冒期间，最好不要饮酒。因为饮酒之后似有加重症状和延长病程的现象。

对于因感冒引起的喉咙疼，可用温开水调制一些 2：100 的淡盐水，含上一口之后，仰头将盐水在喉咙处咕噜一会儿，使盐水在喉咙处成挂壁状态。目的是使盐水与发炎的部位尽量长时间地接触和停留，发挥最大作用。

二、延缓面部皮肤衰老

人们的皮肤 25 岁以后，便开始衰老，皱纹渐生。所以，此时加强皮肤保养就很有必要。方法之一是按摩，用双手手指的指腹，每日擦拭面部皱纹处二到三次，每次几十下；方法之二是进行"外粉刷"，涂抹一些简单的雪花膏等，常保面部湿润；方法之三是"内修炼"，每天制造一"堆"好心情。

三、胃下垂

方法之一是在每日进食之前，选择一个安全地点做倒立锻炼，锻炼次数与持续时间，视自身体质而定。其原则是舒适为度，不可硬撑，中老年及有心脑血管疾患的人群则不作推荐。方法之二是要做好三点保养：一是要少吃稀饭等质量较重的食物；二是要遵循少量多次的进食原则；三是要在每次进餐之后，半卧 20 分钟。

四、腹泻

如前所述，人们的腹泻、发热、咳嗽和呕吐，实际是身体自觉采取的一种本能防御。若能恰当控制，让其适当地发生和宣泄，是有一定益处的。

倘若一见上述症状，就迅速采取高压政策，以药物强行压制，则常常于病不利，甚至适得其反。

对于轻度腹泻,可采用"液体疗法"尝试治疗。如:增加饮水并适当加饮一些淡盐水,以使身体的电解质保持平衡;饮食上要少量多次,并要吃容易消化的食物,如稀饭、烂面条等;也可夹裹着食物,吃两三瓣生大蒜,然后选一只苹果打成浆汁温热后喝下,也可再补充一粒多维元素片。

若用上述方法仍未好转,甚至身体还逐渐衰弱,则请至医院治疗,不可延误。

五、便秘

方法一是每日吃半斤左右的熟红薯,食用方法不限;方法二是每天用半斤金针菇做菜吃,吃法不限;方法三是取生玉米棒一到两根,削下玉米粒后,用粉碎机打碎,直接喝下;方法四是每天吃一个火龙果;方法五是将泡发后的木耳,用粉碎机打碎后再煮一下,趁温热喝下。

不过,以上五种方法均需要借助于日常保养的配合,才能见效。而其中最为重要的就是要多吃果蔬与运动,养成每天上午起床洗漱饮水后即行排便的习惯,决不可养成随"便"的习惯。(参见第二章第三节)

六、咳嗽

咳嗽,通常是人体呼吸系统对自身或外来异物的一种自然反射，其是欲借助猛烈的气流冲击将异物排出体外。

对于一般性咳嗽，可采摘四五片新鲜的枇杷叶，洗净并刷去背面的绒毛，用水煮沸约 15 分钟，趁温热喝下，每天两次。

对于伤风型咳嗽，可用红枣三粒、生姜三片、白萝卜五片，煮水约 15 分钟，再加入适量蜂蜜后趁温热喝下，每天两次。

七、发热

对于 38.5 摄氏度以下的发热，可采取多饮水、多休息、吃清淡饮食的方法来尝试处理，尽量不要使用退烧药。但是，进行如此处理时，需要随时注意观察患者病情的发展情况。

若仅为发热而不恶寒，则衣服不要穿得过多或违背季节。当发烧至 38.5 摄氏度以上时，应视不同人群、体质以及当时的身体状况，用药或就医。

另外，对于发热还可做一些减害处理。如用冷毛巾敷头，或擦抹腋下、大腿根部、颈部等处。对于成人，也可使用淡酒精溶液，擦抹相关部位。

八、呕吐

呕吐，可用按摩来缓解，自己操作或由他人帮助均可。

方法是由施术者用大拇指,按摩患者双手的内关、合谷、少商、劳宫穴约 10 分钟。此法也可用于治疗胃部不适或晕船、晕车、晕机等。(参见本章第一节图 5、图 6)

九、延缓老花眼

40 岁之后,人们的眼睛就开始衰老,所以,必须加强保养。方法是将自己眼睛的视点,在距离眼睛二三十厘米和几十米处,分别设定两个参照物。再将眼睛的视点,反复在这两个参照物上来回跳跃,锻炼眼肌,每天数次,可延缓老花眼的发展进程。

十、头痛

此法需要他人帮助。方法之一,是由施术者按摩患者的内关、合谷、太阳、百会、曲池等穴位,另再辅助按摩患者的人中、迎香、听宫、听会等穴,每次约 20 分钟。(参见本章第一节图 1、图 5、图 6)

方法之二,是施术者用手大把抓起患者的头发,依次且均衡地用力揪、抓。其原则是揪、抓的力度,应以患者疼痛尚能忍受为度,直到患者身上及头皮微微渗汗为止。

方法之三,是施术者取站立位,患者取坐位,施术者双手用力由患者的颈肩部,拿、捏至手指处。并应一边拿、捏,一边移动,反复多次。

十一、颈、腰椎增生

通常,颈、腰椎骨质增生后,会使椎体的间隙变窄。药物治疗多以消炎镇痛为主,难以根治,并且这类药物对胃肠道的影响较大;而手术疗法,风险大,又代价高;推拿按摩,也只是以松弛肌群、缓解疼痛为主。这里介绍一个便捷但需长期坚持才能见效的方法:

除了颈椎不稳或脊髓型颈椎病之外,一般颈椎病患者,可在医生许可后去医疗器械商店,买一副专业的"颈椎牵引椅",每日吊头牵引颈椎两次,每次 30 分钟左右,牵引重量 3~5 公斤,循序渐进。另外,还可用放风筝的方法来辅助锻炼,以增进疗效。

对于腰椎增生患者,可选一单杠或双杠。用双手紧握杠杆,使上肢撑起或吊于横杠之上,身体自然舒展下垂,双脚离地,悬停数秒后再轻轻落地。每天次数不限,每次悬停的时间与高度,应量力而行。中老年及有心脑血管疾患的人群应谨慎操作。

另外,还可辅以按摩患者的肾俞、环跳、委中、承山、殷门、昆仑等穴位,缓解腰部的疼痛。(参见本章第一节图 3、图 7、图 10)

十二、全身酸痛

全身肌肉的酸痛,常与肌肉的过量运动或因发烧而致体内乳酸堆积有关。缓解方法之一是反向绷直和拉伸肌肉,并保持数秒,反复几次,但不可用力过度,以免拉伤关节或韧带。

方法之二是运用推拿按摩的方法,让患者俯卧于床上,施术者循患者的头、肩、背、大腿、小腿、脚心以及肩部到手的顺序,依次推拿和揉捏,并一边推拿揉捏,一边移动,反复多次,酸痛即可缓解。

十三、牙痛

运用此法的前提是牙痛部位没有明显的发炎肿胀或破溃症状。方法是用手指的指腹,按揉听宫、听会、颊车、曲池、合谷等穴位,并可增加按揉疼痛点。(参见本章第一节图 1、图 6)

十四、打嗝

治疗时,可用手指按压患者双手的少商穴几分钟。也可喝几口温开水,慢慢咽下,并做弯腰 90 度的动作 10~15 次,来温暖和按摩膈肌止嗝。(参见本章第一节图 5)

十五、男性包茎

此法对于成人可以自行操作,而对于男童,则需要两名成人的配合。

操作时,一人从男童的背后搂抱男童,姿势犹如给小孩把尿,并使男童的两腿分开,露出外生殖器,以方便操作。

另一人准备一个开口稍大的小瓶子,并在里面放入浓度为 0.05% 的高锰酸钾溶液。

然后,一人用食指和中指夹持男童的阴茎,轻轻而缓慢地将包皮向上翻动(向阴茎根部推动),反复几次。另一人则与其配合,在其每次翻动之后,随即手持男童阴茎在瓶内的溶液里稍稍浸润一下,以防止因翻动包皮而产生的细微伤口感染。

此法可每天操作一到两次,但翻动时要时刻注意男童的反应,循序渐进,不可操之过急,更不可不顾其疼痛而野蛮操作。

如此操作,直到包皮能够翻上阴茎的龟头为止。然后,再如此操作,巩固一段时间即可。

第九章　五行学说、子午流注、《易经》与养生的关系

第一节　五行学说

一提到五行知识，人们一般常会将其与神秘二字相连。究其原因，一是由于一般人大多很少接触或未曾系统了解，二是由于其被许多敛财之徒歪曲与玷污之故。

其实，五行学说，是我国古人将宇宙世界概括为"金木水火土"这五种基本物质，并利用它来说明世界万物的起源、变化及相互关系的理论，并且这一理论也被我博大精深的中医理论所汲取和运用。参见以下五行及其对应事物关系表。

五行及其对应事物关系表

五行	木	火	土	金	水
五脏	肝	心	脾	肺	肾
五腑	胆	小肠	胃	大肠	膀胱
五官	目	舌	口	鼻	耳
五体	筋	脉	肉	皮毛	骨
五志	怒	喜	思	悲	恐
五方	东	南	中	西	北
五色	青	赤	黄	白	黑
五味	酸	苦	甘	辛	咸
五音	角	徵	宫	商	羽
五季	春	夏	长夏	秋	冬
五气	风	暑	湿	燥	寒
五化	生	长	化	收	藏

　　备注：表内的"五行"一行，自左向右依次是"相生"的关系；而相隔一位的二者之间，则是"相克"的关系。

　　在我国古代的文学故事里，就有将五行理论运用于治

疗保健的例子,如《儒林外史》中范进中举的例子,就是利用与五行相关联的"五志"相克规律,来治疗情志疾病的:

范进多年苦读而屡战屡败,始终未获功名。但就在其艰苦度日的偶然间,却意外中举。情绪大起大落,以至于其因喜悦过度而损伤心经,致其疯癫。(喜悦:属"五志"之一,与"五行"中的"火"相对应)

而后,事件的转机是由其最为惧怕的岳父给了他一大巴掌,范进忽然醒悟,不药而愈。(恐惧:属"五志"之一,与"五行"中的"水"相对应)

这从五行上看,其治病机理是:那岳父无意中利用了五行中"水"克"火"的原理,借由一巴掌而生的"恐惧"情志,克制了其过度"喜悦"而生的疯癫。这虽是一个故事,但其中却包含着这一道理。

五行理论运用于治疗养生的例子,还可以举出很多。比如:五行之一的"木",与"五脏"中的"肝"相对应。

从"五味"来看,"酸"与肝相对应,即中医所说的"酸"入肝。

从"五色"来看,"青"与肝相对应,故而肝病患者,脸上常现青色。

从"五志"来看,"怒"与肝相对应,故而中医有怒则伤肝之说。

从"五气"上看,"风"与肝相对应,即"六淫"之风易伤肝。

从"五官"上看,"目"与肝相对应,肝病常牵连于目。

从"五音"上看,肝与"角"音相谐调。

从"五化"上看,肝主"生"化。

从"五方"来看,东方与肝相对应,练功治疗肝病时,常以面朝东方为佳。

第二节　子午流注

众所周知,中医的针灸疗法,对一些诸如韧带拉伤、面瘫,甚至一些内科疑难杂症,常有不药而愈的奇妙效果。而真正的针灸高手,则是常常"高"在他能将子午流注理论,运用到取穴用针的时辰安排上。

我国古人早就认识到分布于人体的不同经络与穴位,均有各自气血运行旺盛的时间规律。而针灸高手,便会根据这一特点来按时取穴治病,其效果自然会好过常人。

推而广之,若将这一经络气血运行的规律运用在养生保健之中,根据自身不同的需求,来按时取穴,并运用于起居保养或推拿按摩,自然会有更好的效果。各经络气血运行的时辰规律如下:

足少阳胆经(子时:23~1点)↓

足厥阴肝经(丑时:1~3点)↓

手太阴肺经(寅时:3~5点)↓

手阳明大肠经(卯时:5~7点)↓

足阳明胃经(辰时:7~9点)↓

足太阴脾经(巳时:9~11点)↓

手少阴心经(午时:11~13点)↓

手太阳小肠经(未时:13~15点)↓

足太阳膀胱经(申时:15~17点)↓

足少阴肾经(酉时:17~19点)↓

手厥阴心包经(戌时:19~21点)↓

手少阳三焦经(亥时:21~23点)↓

第三节　《易经》

说到《易经》，常常令人想到街头的白胡子老头或者能掐会算的盲先生，经常令人将其与神秘和封建迷信的打卦算命挂上钩。其实，这都是由于一些逐利之徒故弄玄虚致人误解的结果。

实际上，《易经》是古人科举考试必读教材的四书五经之一。其四书分别为《大学》、《论语》、《中庸》、《孟子》，五经分别是《诗经》、《尚书》、《礼记》、《易经》、《春秋》。

《易经》的内容的确深奥玄妙，自古以来，就有诸多名人研究和著述，当今国内外也仍有许多学者在做着不懈的研究。其内容涵盖天文、地理、气象、风水、玄学、运理、中医的阴阳五行等等。在大学者朱熹注的《周易本义》的筮仪中，文首就著有一整套抽签排卦的程序和方法，其操作程序复杂且刻板固定，卦辞的解释也相对确定。

但是，街头的算命先生通常是不用古法的，他们只用那自创的能够快速谋利的方法。

《易经》在养生中主要表现在针灸学的按时配穴，以及中医的阴阳学说、方位、时辰等方面的实际运用。文辞较为深奥，若想对其大致了解，也并非难事。但若欲深入探究，是非下一番苦功不可的。

第十章　催眠、暗示、气功 在养生中的应用

第一节　催眠

　　催眠术,是一种历史悠久但功用与定义又较为复杂的精神治疗方法。通常它多被用来唤醒患者潜意识的创伤记忆,然后令其轻松释放后而自愈。它也常被用于治疗某些精神障碍及刑侦部门。而其超深度催眠状态下的负幻觉,还可用于镇痛和手术麻醉(让受术者感觉到实际上并不存在的东西,即正幻觉;而让实际上存在的东西在受术者感觉中消失,即负幻觉)。

　　其主要机理是:通过专业催眠师特定语言的引导,使被催眠者的大脑活动渐渐进入一种半混沌的状态。在这一状态下,受术者除了能听见催眠师的声音外,其余一概都听不见。通过催眠师设定好的发问,甚可获得受术者在清醒状态下,不敢或不想说出的内容。它也常被用来改善

人们的一些人格与精神障碍。

　　其简易操作方法是：施术者站立或坐于受术者一侧，先与受术者交流并告知其催眠术的安全性和医学用途，告知其简单的操作程序，以及二者配合的必要性，努力构建双方的信任关系。然后，让受术者轻合双眼，并尽量只专注于接收来自施术者的语音信息。嘱其思维与意识活动，跟随施术者的语音信息而流动，并嘱其不要自主发问或与施术者交谈，但是施术者要求的除外。

　　方法的第一步是语音诱导阶段，目的是引导受术者初步进入催眠的准备阶段。施术者的诱导语言应简单易懂，语音清晰，语调舒缓，语气坚定，从容不迫，不急不躁，并应随时观察受术者的即时反应。

　　当施术者察觉到受术者已能与施术者默契配合，并基本能随施术者的语言同步互动而进入半睡状态时，则可自然进入第二阶段。

　　第二阶段的主要目标是引导受术者进入混沌状态，并能在这一状态下进行互动对话或诱导受术者主动自诉。施术者在这一阶段的语言或肢体动作一定要细致、耐心，使受术者觉得身心放松、环境安全，切不可急于刨根问底，以免惊醒受术者。应努力让受术者感到所处环境有着持续的安全、宁静与祥和，从而在这一状态下，主动娓娓道来，并进而敞开心扉，清洗其潜意识。此为心结释放阶段，也即主要治疗阶段。

　　施术者在第二阶段的后期,应用缓慢、确定、平和的语言回应或安抚受术者,并注意时长的控制。切忌认为已取得成果,就敷衍了事,草草收场,以免半途而废。

　　第三阶段主要是治疗效果的后续固化阶段,此时施术者应使用阳光性的语言引导受术者,使其从内心感到身上好似卸下了千斤重担,心情愉快,一身轻松,并感到前途一派光明。当施术者觉察到受术者的这一情绪变化之后,再进行一定时长的情绪维持。

　　然后,施术者即可轻唤受术者缓缓睁开眼睛。最后,再依次轻拍受术者的上、下肢,嘱其抖抖全身。至此催眠过程方才全部完成。

第二节　暗示

　　这里所说的暗示,并非日常生活中的"暗指某事"的含义,它实际上是一种与催眠术有着密切关系的精神治疗方法。它一般是通过施术者预先周密设计的语言模式,使受术者渐渐循其系统而行动或思索,从而改善受术者根深蒂固的精神痼疾或达到设定的目的。其与催眠术的不同之处在于,它除了在特定的催眠状态下适用外,其还可以在日常生活中随时使用,通过潜移默化或提高阈值的方法,来达到治疗目的。

第三节　气功

气功,是一项历史悠久并卓有成效的养生活动,但其又经常随着时代的变迁而忽冷忽热。有时,人们忽而将其描绘得神乎其神,无所不能。有时,又忽而将其看成是巫术妖法,说得一无是处。

如此种种有失偏颇的看法,要么是基于某种政治或经济原因,要么是对其缺乏了解,人云亦云,信口开河。

其实,气功,有史记载的已有数千年之久,并非今人的速成独创,它真的是中华民族的一个文化瑰宝,是我国古人创立发明的一种行之有效的养生方法。它实际上是将人们的形体动作、呼吸、意识活动三者融合的一种特殊锻炼方法。而一般的锻炼活动,大多只要求形体动作与呼吸的配合,无需意识活动的参与,如游泳、体操等等。

有关气功的奇妙现象,仅就笔者接触过的多位气功名师来看,最吸引眼球的那些头撞石碑、徒手劈砖、花枪顶喉推车、口中喷火等绝技,多是经年伤身苦练或与技巧组合而成,其并非骗人的江湖骗术,而这些通常又被称为硬气功。

但是,对于一些意念搬运、遁行、飞檐走壁、隔空取物、肉眼透视等等,则笔者以为,尚宜采取存疑的态度为好,应该让历史和科研来验证它。

气功,从其有无姿势动作来看,有动功与静功之分;若从表现形式来看,则有硬气功与内养功之分。

通常,内养功与人们的养生关系更密切。初入门者,以练习内养功为好,并应从动功入门。因为,动功偏重于形体动作和呼吸的锻炼,轻于意识的训练,故而不易出现意识的偏差。静功,则正好与此相反,并且其几乎没有形体动作。

气功锻炼的精髓是:要牢记"松、静、自然"这四个字,并应将其贯穿于"形体动作、呼吸、意识"这三个方面。也就是说,"形体动作、呼吸、意识"的每一项,均要做到"放松、宁静、自然"。其说起来简单,但真正做到却不容易,这正是气功锻炼的难点所在。练习时,若能有一位专业而不忽悠的教练指导则最好。

最后,要记住的是,这世界上根本就没有什么灵丹妙药。虽然,气功确有能够治愈疑难杂症甚至绝症的诸多实例,但那也不是普遍现象,并且,其也不是一蹴而就的,它也绝非包治百病的魔法。

气功锻炼,还应记住"有意练功,无意成功"这句话。

这意思是说,你应该积极地有意识地去练功,或许你会在不经意间就成功了,达到治愈疾病的目的了。但千万不可寻求任何速成的方法或捷径,而应踏踏实实地坚持每天定时、定量的认真锻炼。切不可人云亦云,追星逐月:今天听说张大师有神术,就去追;明天又传李大仙神灵,又去赶……如此做法只会追出精神疾病来,即通常所说的执著、出偏或走火入魔。因此,需要时时提防那些为了达到经济或其他目的的自卖自夸者。

此外,由于气功的历史悠久,故而又形成了诸多流派和种类。但是,各种功法的养生与保健效果相差不大,殊途同归。选择气功运用于养生锻炼时,则以越简单越好。

还有,对于练功中出现的一些以前未曾出现过的小感觉,如局部皮肤的微微跳动、发痒、发热、发麻、发胀等,那是练功的自然现象。不要过于介意,不要紧张与害怕,更不可有意追求。

练功的动作若做得不够准确,也不要紧,更不要着急,也绝不会出人命;少练一天两天也不碍事;练功的时辰也不必过于讲究;饮食起居也没有什么特殊的要求和禁忌。意识的锻炼更不能去刻意追求,要做到所谓"进得去,出得来",即意识的训练只能是在练功时进行,而一旦练功结束时就不要再去想它了,切不可整天进行意识的训练。那样只会导致胡思乱想,最终进入魔境。

参考文献

1. 李德新主编.中医基础理论.长沙：湖南科学技术出版社,1985

2. 南京中医学院主编.针灸学.上海：上海科学技术出版社,1979

3. 李茂林编著.实用按摩推拿大全.北京：中医古籍出版社,1995

4. 马礼堂著.养气功健身法.北京：人民体育出版社,1985

5. 上海市健康促进委员会办公室编.上海市民健康自我管理知识手册.上海：上海科技教育出版社,2010

6. 关春芳主编.登上健康快车.北京：北京出版社,2002